ÉTUDE

DÉFORMATIONS APPARENTES

DES MEMBRES INFÉRIEURS

DANS LA COXALGIE

ÉTUDE

SUR LES

DÉFORMATIONS APPARENTES

DES MEMBRES INFÉRIEURS

DANS LA COXALGIE

PAR

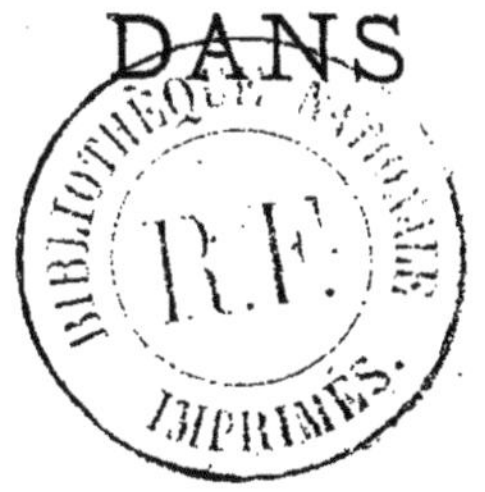

P. BENOIT,

Docteur en médecine de la Faculté de Paris,
Ancien interne des hôpitaux,

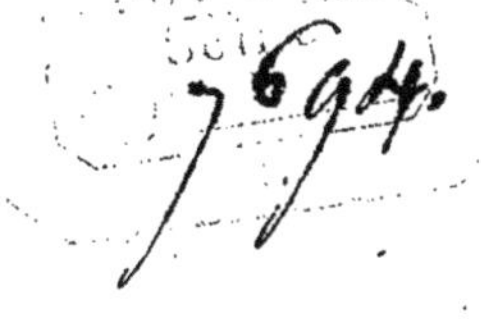

PARIS

ADRIEN DELAHAYE et E. LECROSNIER, ÉDITEURS

PLACE DE L'ÉCOLE-DE-MÉDECINE

1880

ÉTUDE

SUR LES

DÉFORMATIONS APPARENTES

DES MEMBRES INFERIEURS

DANS LA COXALGIE

INTRODUCTION.

Le sujet que j'aborde dans ce travail est loin d'être nouveau ; on peut dire qu'il est aussi vieux que la médecine, puisque déjà Hippocrate avait une théorie pour expliquer l'allongement et le raccourcissement des membres inférieurs dans les diverses arthrites coxofémorales. Depuis, un nombre très grand de travaux a paru sur cette matière et notre siècle seul pourrait fournir sur cette question une somme considérable de documents.

Quand Bonnet de Lyon publia ses différents mémoires

sur les maladies des articulations, la coxalgie, tant au point de vue de ses signes fonctionnels que de son tableau physique, devint pendant quelque temps le sujet à l'ordre du jour. Au milieu de shypothèses qui naquirent dans toutes ces discussions, une certaine clarté parut se faire sur l'origine et la marche géométrique des déformations. La question sembla résolue et le calme le plus complet succéda à cette époque de recherches, dont les conclusions règnent encore aujourd'hui dans l'enseignement classique.

Ayant l'honneur d'avoir été en 1876 l'interne de M. Lannelongue, dans ses salles de chirurgie de l'hôpital Sainte-Eugénie, nous fûmes souvent frappés, les élèves du service et moi, des difficultés et des doutes que les idées généralement admises laissaient dans l'esprit de notre chef, pour la partie mécanique surtout des phénomènes de la coxalgie. C'est donc sous les auspices de M. Lannelongue que j'ai commencé ce travail, et je dois reconnaître, dès le début, toute la part qui doit revenir à ce dernier dans les quelques idées justes qu'il peut contenir, sans le faire responsable des hypothèses nombreuses, moins heureuses sans doute, qui peuvent m'être personnelles.

Ce travail comprend deux parties distinctes. La première, exclusivement théorique, est consacrée à l'étude mathématique des déformations et de leurs conséquences. La seconde, dans laquelle je cherche à démêler les causes pathologiques qui entraînent la forme et le sens de ces dernières, est au contraire absolument indépendante de la logique pure, et par suite susceptible d'erreurs et de fautes d'interprétation beaucoup plus grandes. Qu'on me permette de remercier à cet égard mon président de thèse et mon maître de l'année dernière, M. le professeur Trélat. Souvent, dans les causeries que nous avions ensemble à la fin du service, j'ai eu l'occasion, maintes fois même à son insu, de me guider sur les conseils et les idées que son esprit, largement ouvert à toutes les questions, lui dictait sur la mienne.

Peut-être trouvera-t-on que j'ai trop sacrifié à l'étude abstraite des déformations. Quand l'esprit se trouve en effet sur le terrain absolument solide du raisonnement, il le quitte à regret pour rentrer dans le domaine de l'hypothèse. D'un autre côté, la pathologie a si peu souvent l'occasion de raisonner avec la précision et les données sûres des sciences exactes, qu'il n'est point sans plaisir de parcourir tous les corollaires d'une des rares questions qui le permettent. J'ose espérer, en outre, que cela n'aura peut-être pas été absolument sans intérêt.

PREMIÈRE PARTIE

———

CHAPITRE PREMIER.

DÉFORMATIONS PRIMITIVES.

On sait aujourd'hui d'une façon incontestable que les déformations de la coxalgie sont soumises à deux lois successives. Dans un premier temps, la maladie place le membre inférieur dans une position vicieuse initiale; dans un second, les articulations voisines entrent en jeu pour essayer, par une série de mouvements secondaires, de compenser la déformation première.

Cette dernière se trouvant ainsi modifiée dans sa forme, le premier soin au commencement de cette étude doit être de l'y ramener d'une façon précise. Or, si nous prenons la précaution de placer convenablement chaque malade, c'est-à-dire de le faire tenir verticalement sur la jambe saine après avoir rétabli la symétrie de la colonne vertébrale et du bassin, toute compensation disparaît, et dès lors nous pouvons juger des déformations primitives qui répondent à un des cas suivants : Très rarement le déplacement est nul; quelquefois il y a simplement flexion; mais presque toujours la situation vicieuse correspond à un des deux types suivants :

1° Flexion avec abduction et légère rotation en dehors;

2° Flexion avec adduction et légère rotation en dedans.

La flexion se reconnaît immédiatement par la saillie du membre malade en avant du plan du corps. Son étendue qui, le plus souvent, ne dépasse pas l'angle droit peut être presque illimitée, et l'on voit dans les coxalgies très aiguës, la cuisse venir s'appliquer contre la paroi abdominale. Quant à la jambe, elle suit alors la direction que lui imprime la pesanteur.

L'adduction est aussi très facile à reconnaître dans la position que nous considérons; comme elle s'accompagne toujours de flexion, il en résulte que le genou malade ne vient point buter contre son congénère; il le dépasse au contraire dans un degré proportionnel à celui de l'adduction. Cette dernière est généralement progressive, et elle atteint souvent une étendue supérieure au plus grand degré de l'abduction, bien que celle-ci soit beaucoup plus facile et plus susceptible d'étendue à l'état physiologique. C'est là un fait d'observation dont nous tirerons quelques conséquences sur les causes qui président à l'une ou à l'autre de ces déformations.

L'abduction peut se reconnaître à l'écartement du membre malade de l'axe du corps. Mais quand elle est légère, et surtout si le malade est couché, elle est assez difficile à bien préciser à la simple vue, à cause de la facilité avec laquelle le membre sain se rapproche alors du côté malade. Il y a heureusement un signe secondaire dépendant exclusivement, ainsi que nous le verrons plus loin, de l'abduction; l'allongement apparent qui, appréciable à la simple vue, nous permettra toujours de préciser le sens de la déformation. Il n'est donc pas sans utilité de prouver, ainsi que nous le ferons plus tard, que tout membre atteint de coxalgie et présentant de l'allongement apparent, est forcément dans l'abduction.

Quant à la rotation, soit en dedans, soit en dehors, elle est loin d'être aussi accentuée que les déviations précédentes. Je crois même que son importance a été exagérée sous l'empire de l'idée de luxation qui a régné longtemps d'une façon presque générale. Prenons par exemple le cas de flexion, abduction et rotation en dehors. Un des signes les plus importants de cette dernière est l'inclinaison de la pointe du pied en dehors. Mais cette inclinaison peut reconnaître des causes tout autres que la rotation en dehors du fémur. Ce mouvement peut en particulier se passer dans l'articulation tibio-tarsienne. C'est même ce qui se produit toujours, et sous l'action de la pesanteur, dès qu'on laisse tomber la contraction musculaire; si en un mot on place le membre dans un repos absolu. Un signe plus certain de la rotation du fémur en dehors serait la rotation dans le le même sens de la rotule, or, ce dernier symptôme est loin d'être aussi appréciable que la rotation du pied, dans le plus grand nombre des cas.

De même si l'on considère l'adduction et la rotation en dedans, on voit qu'il est plus rare encore de trouver que la rotule regarde notablement en dedans, ce qui se présenterait forcément, si le fémur était lui-même en rotation en dedans.

Cependant il serait téméraire et contraire à la vérité de nier la rotation ; elle est rendue manifeste dans beaucoup de circonstances par les deux signes précédents, et aussi par les déformations secondaires des articulations voisines, dans le but de la compenser, c'est-à-dire la rotation en sens inverse du bassin. Le degré de ce déplacement, et surtout de celui de la rotule, mesurera celui de la rotation première du fémur.

Nous ne parlons évidemment ici que des cas de beaucoup les plus nombreux dans lesquels la coxalgie n'a point entraîné de luxation. Si cette dernière s'est produite, la rotation devient alors très manifeste; mais on sait aujourd'hui que la luxation est une rareté.

Tel est l'ensemble des déformations le plus souvent multiples que l'on rencontre du côté des membres des coxalgiques. Il y a là des résultats d'observation tellement nets que nous pouvons nous contenter de les signaler. Quant aux causes qui président à ces mouvements anormaux, elles rentrent davantage dans le champ de l'hypothèse; mais comme elles sortent du domaine mécanique pur de la coxalgie pour toucher à la physiologie pathologique, nous en renvoyons l'étude à la seconde partie de notre travail, et nous aborderons immédiatement celle des compensations de ces déformations premières.

CHAPITRE II.

COMPENSATION

Nous les étudierons à un double point de vue dans le repos horizontal et la marche.

1° *Le malade garde un repos horizontal.* — Dans un certain nombre de cas, la compensation ne se produit pas ; le malade laisse le membre atteint de coxalgie dans la position pathologique où l'a mis la maladie. Ces résultats négatifs se rencontrent dans plusieurs circonstances. C'est en premier lieu la règle dans les coxalgies très aiguës, surtout si le malade a été condamné dès le début à garder le lit, telles que le rhumatisme articulaire aigu de la hanche, l'ostéite épiphysaire, l'arthrite suraiguë. Il est clair en effet que s'il y a eu au début de la maladie, des tentatives plus ou moins longues de locomotion, les articulations voisines du bassin et de la colonne vertébrale dont le secours est nécessaire alors, auront pris le pli des inclinaisons compensatrices dont elle conserveront au moins l'empreinte. Au contraire, si le malade est dès le début cloué sur son lit par la douleur, il ne cherchera point par des mouvements forcés et dont le contre-coup douloureux se ferait sentir sur la hanche à rétablir un parallélisme inutile des membres inférieurs. Le seul but qu'il cherche par les mouvements secondaires est d'é-

viter à son membre malade la souffrance que provo-
queraient les chocs extérieurs ou le poidsdes couvertures.
Voilà pourquoi il n'est point rare, dans les cas dont nous
parlons, de voir une ensellure lombaire prononcée sans
la moindre déviation latérale du bassin, c'est-à-dire la
flexion compensée sans qu'il y ait rien de semblable
du côté de l'abduction ou de l'adduction, la flexion
seule exposant aux influences douloureuses étrangères.

En second lieu, si la compensation voit qu'elle n'est
pas utile, ou si l'on préfère, qu'elle ne peut être efficace
pour corriger d'une façon notable la déformation, elle
cesse absolument de se produire et cette loi est vraie
aussi bien pour la marche que pour le repos. Si par
exemple, le malade étant couché la fléxion est trop prononcée pour que l'ensellure du bassin permette le redressement complet du membre inférieur, alors elle
restera complète, et aucun rudiment de compensation
ne se produira du côté des lombes. Ceci nous explique
ce qui se passe dans certaines coxalgies chroniques qui
prennent tout à coup une grande intensité. Pour
mieux fixer les idées je prends au hasard l'observation
XXXVIII accompagnée de gravure, du livre de Martin et
Collineau. Il s'agit d'une petite fille de trois ans atteinte
depuis plusieurs années d'une coxalgie de moyenne
intensité, se compensant, au point de permettre la marche. Brusquement une poussée aiguë s'établit et en
peu de temps l'enfant se trouve dans la position suivante : « Le membre malade fortement fléchi est dans
une déviation portée à un degré extrême. L'adduction
et la rotation en dedans sont tellement prononcées que
le côté interne du genou gauche repose sur la face an-

térieure de la racine de la cuisse droite... Le bassin est tordu sur ses axes. L'épine iliaque est portée en avant et en haut. »

Si avec cette description on se reporte à la gravure, on voit immédiatement que la malade ne fait plus rien pour compenser sa nouvelle position vicieuse. Le peu d'élévation de l'épine iliaque qui persiste est un vestige des anciens efforts ; mais la flexion n'est en rien combattue par un degré quelconque d'ensellure ; la malade laisse aller son membre inférieur au gré de la maladie. Remarquons seulement qu'elle prend soin de se coucher sur le côté sain qui supporte son congénère ; c'est là un fait contraire à l'hypothèse qui voit dans le décubitus la cause du sens de la déformation. Car évidemment alors les membres devraient être dans l'abduction.

On comprend facilement cette absence complète de compensation, en se rappelant le but de cette dernière.

Si elle était incomplète, quel serait je le demande l'avantage pour les malades d'avoir un membre faisant avec le bassin un angle droit au lieu d'un angle aigu ? Nul au point de vue du résultat utile, négatif en ce qui concernerait les modifications des articulations voisines tiraillées. Instinctivement donc, le malade aura ou non recours aux phénomènes de compensation, et l'on peut dire que cette dernière sera à peu près complète, ou qu'elle ne sera pas.

J'ai dit tout à l'heure que les déformations autres que la flexion, c'est-à-dire l'abduction et l'adduction se trouvaient beaucoup plus souvent que la première sans compensation, chez les malades au repos. En un mot chez certains d'entre eux nous rencontrerons assez souvent une forte ensellure lombaire sans inclinaison latérale du bassin. Nous avons vu que ces cas correspondaient à un état fortement aigu dès le début, au point de n'avoir point permis la marche même en boitant. Cependant dans ces sortes de coxalgies, il y a un rudiment de compensation très manifeste. Supposons par exemple que chez un enfant atteint de coxalgie du côté gauche, nous constations de l'adducduction sans abaissement de l'épine iliaque correspondante, si aucun phénomène secondaire de compensation ne se produisait, le membre gauche devrait croiser le droit. Or les deux jambes sont toujours parallèles. Donc le membre droit s'est porté lui, dans l'abduction. C'est là en effet un premier degré de compensation qui suffit pour le lit, mais qui serait insuffisant pour la marche. Ce petit détail qui, au premier abord, semble futile va nous servir plus loin et nous permettre d'expliquer l'allongement et le raccourcissement appa. rents. Nous pourrions en tirer parti immédiatement ; car les membres dont nous parlons sont déjà le siège de ces différences de longueur, bien que les deux épines iliaques soient au même niveau. Mais nous préférions traiter complètement cette question dans le paragraphe suivant.

Il est clair qu'un mouvement identique, mais inverse du membre sain, se produit quand son congénère est dans l'abduction.

Pour mieux saisir les raisonnements précédents un peu arides et obscurs, je crois utile de les résumer en quelques phrases.

1° Certaines lésions de la hanche restent sans compensation. Ce sont les arthrites à début très aigu, telles que celles du rhumatisme articulaire aigu et de l'ostéite épiphysaire.

2° Certaines coxalgies compensées dès le début cessent de l'être quand la déformation a atteint des limites qui ne lui permettent pas d'être complètement corrigée.

3° La flexion sera toujours compensée le malade étant couché, si elle peut l'être complètement.

4° L'abduction et l'adduction peuvent n'être compensées que par le mouvement inverse du membre sain, sans abaissement aucun du bassin, si le malade a gardé le lit dès le début de la maladie.

J'arrive maintenant aux cas les plus nombreux dans lesquels une compensation véritable existe.

Flexion. — Tout le monde sait que cette dernière est corrigée par la rotation du bassin autour d'un axe transversal passant par les deux cavités cotyloïdes, la cuisse malade étant entrainée dans le mouvement, tandis que le fémur sain reste immobile.

De ce côté tout est clair et sans contestation, je ne m'arrêterai dès lors qu'à quelques considérations secondaires.

Il faudrait bien se garder de croire que les mouvements qui produisent l'ensellure se passent tous dans l'articulation coxo-fémorale et dans celle du sacrum et de la dernière lombaire. La colonne vertébrale y contribue dans une grande étendue. D'une manière générale il est frappant de voir avec quelle facilité un mouvement quelconque communiqué au bassin sur un

cadavre, fait sentir son influence sur les pièces du rachis. Il y a entre ces os mobiles une solidarité que l'on
ne saurait mieux comparer qu'aux pièces articulées qui
servent de jouet aux enfants.

Or, voyons ce qui se passe de ce côté pour la flexion.,
Soit O, le centre de la cavité cotyloïde malade. Avant la
coxalgie, le membre correspondant suivait, dans le lit,
la direction horizontale ;OA. La flexion l'entraîne dans
la nouvelle direction OB. Au début, la ligne des vertèbres prolongeait la direction OA, suivant OT, l'articulation sacro-lombaire se trouvant en D. La compensation venant à se produire, la rotation du bassin qui se

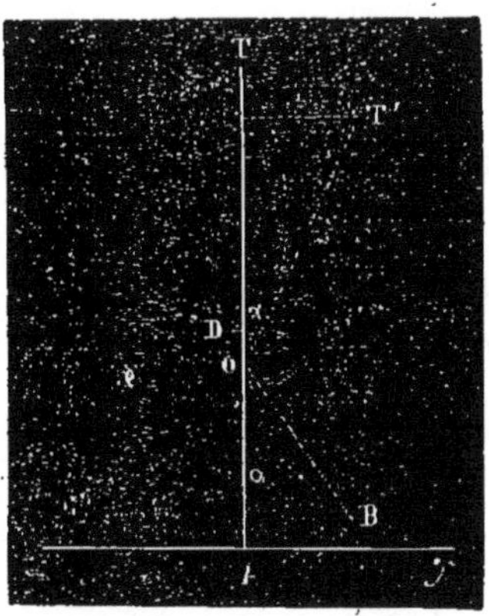

propose de ramener OB sur OA aura pour conséquence,
à cause de l'ankylose de l'articulation O, d'entraîner
OD suivant OT' et de porter D en D', l'angle DOD', étant
égal à l'angle AOB. Si tout en restait là, il y aurait non
pas ensellure, mais seulement inclinaison en avant de
la colonne vertébrale et du bassin. Mais à partir de D
toutes les vertèbres vont se redresser l'une après l'autre

de façon que la droite D'T devienne la ligne courbe D'T$_{11}$. La véritable ensellure se passe donc dans l'ensemble des articulations mobiles des vertèbres.

Cette même ligne AOD'T$_{11}$ peut donc être considérée dans son ensemble comme le profil d'un coxalgique dans la flexion compensée. Nous voyons que ce schéma se compose : 1° de OA représentant le membre inférieur ; 2° d'une droite OD' dont l'inclinaison sur la verticale mesure directement l'inclinaison première du membre ; 3° d'une ligne courbe D'T$_{11}$ qui, formée par l'ensemble des vertèbres rend compte de la cambrure dorso-lombaire. Nous retrouverons plus loin cette figure qui nous permettra de nous rendre un compte approximatif de la perte de taille que font subir les déformations de la coxalgie.

Enfin il va nous être très facile maintenant de démontrer la proposition suivante. Toute flexion compensée par l'ensellure est incapable de produire le plus petit raccourcissement ou allongement apparent. En effet, avant la flexion, les deux membres se touchaient suivant OA, sans aucune différence de longeur. Quand la cambrure se produit, OB tourne autour d'un axe perpendiculaire à OA et passant par le point O. Par conséquent B suit l'arc BA, et quand la compensation est complète, la ligne OB n'ayant point changé de longueur absolue, B touche en A sa place initiale, c'est-à-dire que le bord interne de la jambe malade se confond encore avec celai de la jambe saine, qui, elle, n'a point bougé de sa situation première.

De ce théorème qui démontre l'impuissance de la flexion à détruire la symétrie dans la longueur apparente des membres d'un coxalgique, nous pouvons déduire un corollaire qui nous permettra de raisonner avec une rigueur mathématique sur l'abduction et l'adduction. C'est que, toutes les fois que les deux membres ramenés dans un plan horizontal présenteront un défaut de symétrie par rapport à l'axe vertical, en un mot toutes les fois qu'il y aura raccourcissement ou allongement apparent, il faudra en chercher la cause, non pas dans la flexion, mais dans l'abduction ou l'adduction seules du membre malade.

En résumé, la flexion simple une fois corrigée, si elle entraîne, comme nous le verrons plus tard, une diminution notable dans la hauteur de la colonne vertébrale et la taille de l'individu, ne produit aucune modification dans la longueur des membres inférieurs, aucune différence dans la hauteur des épines iliaques, aucune asymétrie dans la direction relative de ces dernières.

Abduction. — Très rarement isolée, elle se joint dans la plupart des cas à un certain degré de flexion. Mais nous pouvons faire abstraction de cette dernière, car les deux corrections sont absolument indépendantes l'une de l'autre. Nous considérons toujours les malades dans le repos horizontal.

Si l'abduction est assez prononcée, il est facile de la constater par la vue seule. Supposons le malade dans un plan horizontal et dur, et prolongeons l'axe du tronc, nous voyons que la jambe ankylosée fait avec cette ligne un angle plus ou moins aigu et ouvert en bas. Nous trouvons aussi du côté malade un angle rentrant au niveau de la hanche, et une saillie du grand trochanter du côté sain.

En comparant la longueur relative des membres inférieurs dans ces cas types, on trouve un allongement plus ou moins marqué du côté malade.

En observant ensuite les deux épines iliaques, on voit très nettement que le bassin se trouve le plus ordinairement abaissé du côté atteint, c'est-à-dire celui qui semble allongé. On en a conclu que la cause de l'allongement apparent du membre placé dans l'abduction était précisément cet abaissement du bassin. Il est facile, en effet, de montrer par des citations récentes que c'est là encore l'unique raison invoquée par les auteurs classiques pour expliquer l'allongement. « L'abaissement de la hanche malade et l'allongement apparent qui en résulte ne sont qu'un accident de l'abduction, » dit M. Léon Labbé, dans sa thèse d'agrégation.

« Les deux fémurs articulés sur les parties latérales du bassin représentent deux leviers implantés par leur extrémité supérieure sur une tige transversale. Si l'une des extrémités de cette tige s'incline d'un côté, l'autre s'élève, et les deux membres entraînés en sens inverse, paraîtront d'inégale longueur. » Telle est l'explication de l'allongement apparent donnée par M. Duplay, dans son article sur la coxalgie du Traité classique de pathologie externe.

Ces deux opinions que je me contente de citer peuvent être considérées comme l'expression des idées le plus actuellement admises.

Voyons si la raison est vraie, ou si plutôt les deux causes invoquées ne sont point deux phénomènes simplement concomitants, ou tout au moins non absolument subordonnés l'un à l'autre.

En premier lieu, il n'est pas juste de comparer l'ensemble du bassin et des membres inférieurs à une tige supportant deux leviers, car les deux branches représentant les membres ne sont ni perpendiculaires à la tige horizontale, ni parallèles entre elles. Elles font en effet avec cette ligne un angle aigu, et largement écartées en haut elles se touchent à la partie inférieure qui correspond aux deux malléoles internes.

En second lieu, chacun de ces bras plus ou moins verticaux est dans une condition de mobilité bien différente. Car, si le fémur malade est fixé par la coxalgie dans sa position en O' il est loin d'en être de même du fémur sain O, qui, beaucoup plus mobile que les articulations sacro-vertébrales et vertébrales, aura des déplacements beaucoup plus faciles.

Si en outre l'inclinaison du bassin était seule cause de cet allongement apparent, ce dernier devrait être mesuré à peu près exactement par la différence de hauteur des deux épines iliaques. Or, il n'en est rien. Jamais, même dans les cas les plus nets, la distance qui sépare les projections sur l'axe du tronc des deux épines iliaques déviées n'atteint la différence de niveau de deux malléoles.

Enfin, il est encore facile de vérifier expérimentalement que l'abaissement du bassin ne suffit pas pour expliquer l'allongement. Si nous considérons un malade dans l'abduction, il nous est toujours possible de faire disparaître l'inclinaison du bassin, sans toucher en quoi que ce soit aux membres inférieurs. Il suffit,

en effet de faire mouvoir d'une quantité suffisante la colonne vertébrale de façon à faire disparaître toute courbure latérale. La ligne qui joint les épines iliaques étant
ainsi perpendiculaire à l'axe du corps, nous voyons que
l'allongement apparent ne s'est pas modifié. Il y a d'ailleurs des cas où ces changements ne sont même pas
nécessaires ; ce sont ceux dont nous avons déjà parlé où
le membre malade est dans l'abduction avec allongement apparent, sans qu'il y ait le moindre changement
de niveau notable dans la hauteur des épines iliaques.

Donc l'inclinaison du bassin ne peut suffire pour expliquer l'allongement apparent.

Voyons s'il n'y a point de ce fait une raison plus plau-
sible.

Rappelons-nous, en effet, que le point de départ a
été l'abduction du membre malade, et que c'est pour
corriger cette abduction que des mouvements secondaires dans les articulations voisines viennent à se produire.

Si nous considérons dans son lit un enfant atteint de
coxalgie, et ayant le membre malade dans l'abduction, une chose nous frappe dès l'abord ; c'est que
les deux membres sont toujours rapprochés. L'écartement produit par l'abduction disparaît aussitôt.
Pour obtenir et réaliser ce rapprochement, deux moyens
sont à la disposition des malades. D'abord l'inclinaison
du bassin du côté atteint, à l'aide d'un mouvement de rotation dont le centre est l'articulation saine. C'est ce que
nous verrons se produire dans la station verticale.
Mais pour le repos au lit, et c'est le cas qui nous occupe,
nous avons vu plus haut que ce mouvement n'existait pas

dans tous les cas, puisque nous trouvons des coxalgies avec allongement dans lesquelles il n'y a point d'abaissement du bassin, et d'autres dans lesquelles ce dernier n'est point en rapport avec le degré de l'allongement. Il faut donc que pour ces cas, les plus nombreux quand le malade garde le repos horizontal, nous ayons recours à notre second moyen, qui, beaucoup plus facile que le premier, consiste dans le simple rapprochement du membre sain. En un mot, au lieu d'avoir, comme dans le premier cas, un bassin qui tourne autour de la tête du fémur sain resté fixe, c'est ce dernier qui décrit un arc de cercle dont le centre est toujours la cavité cotyloïde. Or en raison de la mobilité si grande, de la tête du fémur dans sa cavité, il semble qu'il doive être beaucoup plus naturel de rapprocher la jambe saine pour produire l'accollement détruit des membres, que d'aller incliner dans ce but le bassin, et faire décrire ensuite une série de courbes à la colonne vertébrale.

En raison des données de l'observation, nous sommes donc en droit d'admettre trois formes. Dans l'une le bassin seul s'est incliné. Dans une autre, le bassin est resté fixe et le membre sain seul s'est rapproché du membre malade. C'est ce qui arrive si l'enfant a toujours gardé le lit. Dans la troisième, il y a à la fois rapprochement du membre sain et inclinaison du bassin. C'est la forme la plus fréquente, celle dans laquelle on rencontre un certain degré d'abaissement de l'épine iliaque, mais inférieur à celui de l'allongement correspondant; c'est de cette dernière que nous devons donc nous occuper. Voyons d'abord si cette adduction du membre sain que nous venons d'invoquer peut nous rendre compte de tous les phénomènes que nous rencontrons, et en particulier de l'allongement du membre malade. Pour cela il suffit d'une simple expérience.

Si, étant couché sur un plan horizontal, nous portons le membre droit par exemple dans l'abduction, puis que, sans bouger le bassin, nous venions à rapprocher de lui le membre gauche, immédiatement nous constatons que la malléole gauche descend moins bas que la droite, qu'il y a allongement apparent du membre porté dans l'abduction, et que cet allongement est d'autant plus marqué que l'abduction est elle-même plus prononcée.

L'explication géométrique de ce résultat est très facile à donner d'ailleurs. Rappelons-nous en effet que les deux fémurs ne sont point perpendiculaires à la ligne qui réunirait les deux cavités cotyloïdes, mais qu'ils représentent en quelque sorte les deux côtés d'un triangle isocèle dont la base horizontale serait cette ligne idéale.

Soient O et O' les deux cavités cotyloïdes, OF et O'F' la direction normale des deux fémurs. Si le premier OF se porte dans l'abduction, F parcourt l'arc FF_1F_2 et il suffit d'un coup d'œil pour voir que par rapport à la projection sur l'axe du corps, le membre commence par croître jusqu'à ce qu'il se soit confondu avec la normale partant de O. Puis au delà, cette même projection va en diminuant. Donc, dans les premiers moments, l'abduction allonge le membre relativement à sa longueur première. Puis un raccourcissement progressif se produit. En F_4. le membre a exactement la même longueur qu'en F ; et au delà il présente un raccourcissement

isolé et apparent. Voyons ce que donne maintenant le membre sain qui se rapproche du malade.
Comme il se meut toujours en dedans de F' et parcourt

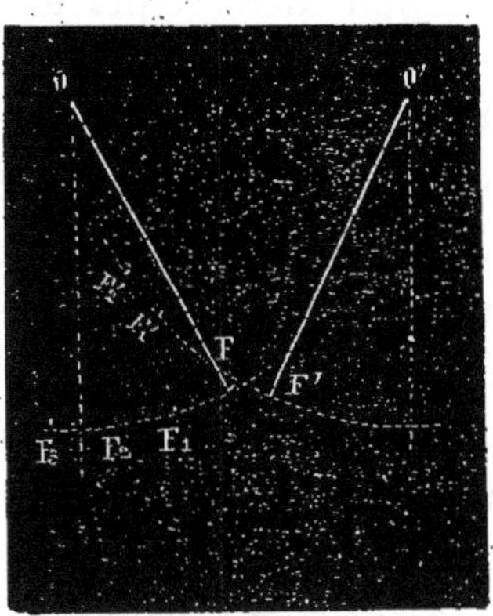

l'arc F'F',F'$_1$ ne s'approchant jamais de la verticale, il
ne passe point par un allongement au débur, mais au
contraire, il ne cesse de se raccourcir comparativement
à sa longueur première.

Donc dans le début de l'abduction, un léger degré de
cette dernière entraînera un allongement apparent relativement très sensible, puisque deux facteurs concou-
rent à le produire :

D'un côté l'allongement apparent du membre qui se
porte dans l'abduction.

De l'autre, le raccourcissement apparent du membre
sain qui se porte dans l'adduction.

A partir d'une certaine limite l'accroissement apparent persiste, mais la différence se prononce beaucoup
moins, puisque les deux membres se placent dans un
état de raccourcissement apparent l'un et l'autre.

Voyons théoriquement ce qui se passerait si l'abduc-

tion se prolongeait de plus en plus. Il faut dès lors
considérer deux points. D'un côté les malléoles iraient
en s'écartant de plus en plus, et leur distance maxima
serait obtenue si elles pouvaient se placer dans la direction OO'. Elle serait alors précisément égale à cette
même longueur OO'. Mais l'allongement apparent aurait
disparu, car la projection de chacune d'elles sur la verticale serait la même, et égale à zéro. On pourrait donc
chercher algébriquement l'expression de cet allongement et son maximum ; mais il est bien évident que ce
sont là désormais des questions absolument théoriques
et futiles, même car en raison de l'épaisseur des membres, il serait faux de les comparer à une ligne géométrique. D'un autre côté, n'oublions pas que dans la
coxalgie, l'abduction est toujours limitée dans des bor-
nes étroites qui rendent toujours l'allongement apparent très appréciable.

Avant de terminer ce qui a trait à la direction oblique
des fémurs, j'en tirerai une autre conséquence facile à
vérifier aussi sur l'homme sain. C'est que ce n'est point
quand les jambes sont étroitement rapprochées que la
taille atteint son maximum. Elle gagne forcément quelques millimètres par un léger degré d'abduction de
chacun des fémurs. C'est une conséquence forcée de la
direction oblique de ces derniers, et dont la démonstration est faite par l'inspection seule de la figure précédente.

On peut d'ailleurs le vérifier expérimentalement de
plusieurs manières. D'abord par le moyen simple de la
toise; puis à l'aide du procédé suivant. Si nous nous
asseyons sur un plan horizontal, le bassin fixe, et que

nous fassions décrire à chacun de nos membres un
arc de cercle de façon à imprimer sur ce plan la trace
de chacun des talons, nous réalisons la figure 3 ; deux

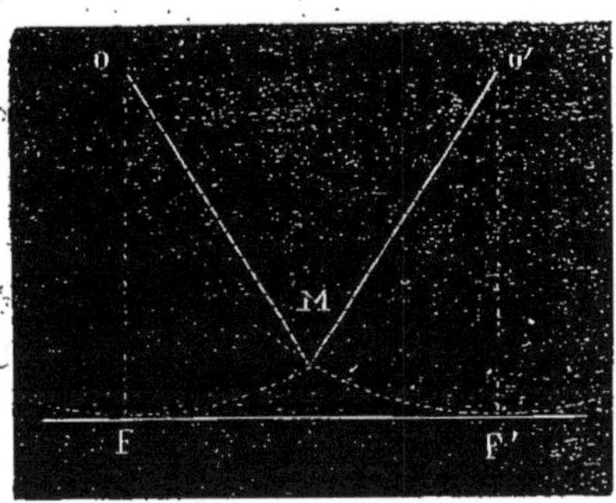

cercles se coupant en M position initiale. On voit que si
la jambe vient suivant OF et O'F' la taille générale
augmente de la quantité MB.

Mais revenons à la coxalgie. Il est bien clair que tous
les raisonnements précédents lui sont applicables, et
que le rapprochement du membre sain explique à lui
seul l'allongement apparent du membre malade.

Ce n'est évidemment là qu'un côté de la question,
puisque dans le plus grand nombre des cas la déviation
du bassin vient se joindre à l'abduction.

En effet, si le bassin conservait sa situation normale
et symétrique, par suite de l'abduction du membre malade et de l'adduction du membre sain, l'axe du tronc
de l'individu ferait avec l'axe des jambes un angle obtus
ouvert en dehors. Au point de vue de la marche, il y a
une cause d'impossibilité absolue, dans cette obliquité
de direction; aussi verrons-nous dans ce cas l'inclinaison du bassin jouer un rôle prépondérant. Mais même

au lit, il y a uue gêne produite par cette asymétrie, et c'est elle que le malade va tendre à corriger.

Il est très simple dès lors de se faire une idée exacte de ce qui se passe dans la coxalgie avec abduction traitée par le repos. Sous l'influence de la maladie, un certain degré d'abduction, très léger d'abord, se produit. Immédiatement le membre sain se rapproche du malade. Le bassin reste immobile. Successivement la déviation s'exagère, mais toujours encore elle est compensée seulement par le rapprochement du membre sain. A partir d'un certain moment, la jambe malade dépasse une limite qui semble être la direction verticale du fémur, dès lors le rapprochement seul ne suffit plus. Pour corriger l'obliquité de direction des axes qui s'exagérerait si le membre sain continuait à se rapprocher, c'est le bassin alors qui s'abaissera pour rétablir l'accollement, et qui continuera seul à établir la compensation.

Mais que le bassin s'incline ou qu'il reste fixe, le ré-

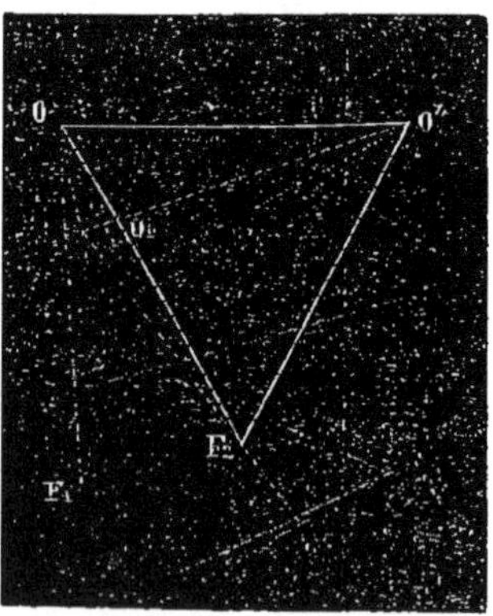

sultat est identiquement le même au point de vue du degré de l'allongement apparent constaté. En un mot,

que ce soit l'une ou l'autre des deux manœuvres qui se
produisent, ou mieux qu'elles se rencontrent ensemble
à des degrés divers, la différence de niveau des deux
malléoles est exactement la même que si le membre sain
seul s'était rapproché sans que le bassin ait bougé en
quoique ce soit.

En effet, reportons-nous à la figure II dans laquelle
OO'F représente le schéma de la direction normale des
fémurs et de la ligne qui joint les deux cavités cotyloïdes. Si OF vient en OF_1 par suite de l'abduction pathologique et que la compensation, c'est-à-dire le rapprochement des cuisses se fasse par l'inclinaison seule
du bassin, le centre du mouvement va être non pas le
point idéal, milieu de OO' pas lequel passerait l'axe horizontal du bassin, et autour duquel on suppose à tort
dans les traités de pathologie, qui se fait le mouvement de rotation latérale, mais bien le point O' centre
de l'articulation saine. Dès lors, tandis que dans le cas
précédent, avec le rapprochement du membre sain,
c'est le côté vertical de l'angle O'F' qui se meut de façon à rendre plus aigu l'angle O', dans celui qui nous
occupe maintenant, dans l'inclinaison seule du bassin,
c'est le côté horizontal OO' qui s'abaisse de façon à
déterminer un même nouvel angle plus aigu. Mais,
quoi qu'il en soit, le résultat final est évidemment le
même au point de vue de l'allongement; n'oublions
pas que OF_1 qui représente le fémur malade est ankylosé par la maladie dans sa nouvelle position et que
par conséquent, pour que le point F' vienne au contact
de la nouvelle direction OF_1 O' étant le centre immobile

du mouvement, il faut ou que O'F' se rapproche d'une certaine quantité, ou que OO' s'incline d'une quantité équivalante de façon à ce que dans les deux cas le nouvel angle O' devenu plus aigu ait une valeur identique.

En effet, fixons la figure $O'O_1 F'F_{11}$ et supposons que nous la fassions par la pensée tourner en masse autour du point O' de manière à ce que O_1O' vienne en OO'. On voit immédiatement que tout s'est passé comme si l'inclinaison du bassin n'avait pas eu lieu et que le membre sain seul se fût rapproché du membre malade. Or, la situation relative des deux membres n'a été en rien modifiée, puisque nous avons immobilisé l'ensemble de la figure. Donc, tous les raisonnements que nous avons appliqués à l'allongement apparent avec le simple rapprochement du membre, se retrouvent avec la même rigueur pour l'inclinaison du bassin, puisque nous ramenons ce dernier cas à une identité absolue du résultat.

Pour terminer cette démonstration déjà longue, il n'est pas sans intérêt de démontrer comment la raison invoquée par les traités de pathologie tombe devant un simple examen. Nous avons vu que l'on comparait les deux fémurs articulés sur les parties latérales du bassin à « deux leviers, implantés sur une tige transversale ; si l'une des extrémités s'incline, l'autre s'élève et les deux membres paraissent d'inégale longueur ».

Or il est facile de prouver que si les fémurs au lieu d'être convergents étaient comparables à deux bras de leviers parallèles, il serait géométriquement impossible qu'il y eut le moindre allongement apparent du côté du membre en abduction. — N'oublions pas en effet que les membres, avant et après l'abduction, sont toujours accolés l'un à l'autre. Supposons que le fémur gauche se porte en dehors. L'accollement est détruit. Il est rétabli par un mouvement d'abduction de la jambe droite. Cette dernière redevient parallèle et les deux malléoles sont sur le même plan horizontal. Si ce rapprochement était réalisé par l'inclinaison seule de la ligne OO' autour de O', sans doute il y aurait une cause d'allongement dans l'abaissement de la cavité cotyloïde O. Mais cet allongement serait en par-tie compensé par la perte de longueur première subie par OF se portant en abduction. On ne pourrait donc expliquer la différence de longueur quelquefois considérable que l'on rencontre en pareil cas.

En raison donc de nos démonstrations précédentes, par suite aussi de ces incompatibilités sur lesquelles nous venons d'insister, il faut chercher la cause première de l'allongement apparent pour tous les cas, non pas dans le seul abaissement du bassin, mais dans une disposition géométrique et physiologique qui est la direction convergente des deux fémurs vers l'axe du corps. Dès lors, pour rendre la comparaison précédente absolument exacte et rigoureusement logique, il suffit de la modifier de la manière suivante : Conservons la tige horizontale du prétendu levier, donnons aux deux bras une direction convergente de façon, à pouvoir former le triangle OFO' qui correspond à l'état sain. Articulons les angles OO' et faisons mouvoir chacun des côtés en faisant en sorte que F touche toujours la branche O'F'. Nous avons une image exacte de ce qui se passe dans la coxalgie avec abduction du membre gauche. On voit immédiatement comment l'allongement apparent est la condition forcée de cette disposition géométrique. Enfin, cette figure s'applique aussi au cas où il y a inclinaison du bassin, puisque les conditions sont les mêmes, avec cette seule différence qui ne modifie rien, que la figure s'est légèrement inclinée sur l'horizontale en tournant autour de l'articulation saine.

Pour en finir avec l'allongement apparent et l'abduction au repos, il me reste à tirer des raisonnements précédents une dernière conséquence. Tout le monde sait qu'au début de la coxalgie, alors que les lésions sont encore plus marquées, il serait assez difficile à la vue seule de la région de la hanche de préciser si le fémur malade est dans l'abduction ou l'adduction, si l'on ne s'appuyait point sur la donnée secondaire de l'allongement apparent, beaucoup plus facile à constater. Il n'est donc point sans intérêt de prouver mathématiquement que tout membre dévié et présentant un allongement apparent est dans l'abduction, d'autant mieux que l'on sera fixé sur le sens des manœuvres à employer si l'on veut recourir à la réduction.

Supposons donc que ce soit O' l'articulation malade et AA' la ligne sur laquelle vient tomber le membre correspondant, tandis que la malléole du membre sain, toujours accolée à son congénère A' vient tomber un peu au-dessus de cette ligne. Le pied malade ne tourner qu'en F_1 ou F''_1 mais il ne peut prendre la direction OF_1 car la jambe saine prenant forcément la direction OF_1 la malléole tomberait en G, c'est-à-dire au-dessous de AA' ce qui est contraire à l'hypothèse.

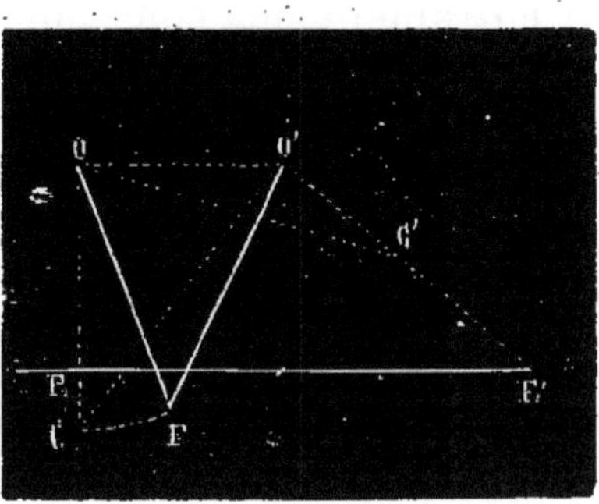

Au contraire, si la jambe malade suit la direction $O'F'_1$ la malléole du côté sain vient s'appliquer sur le membre malade en G' et l'hypothèse est vérifiée. Or, si nous lisons ce qui se passe alors sur la figure, nous voyons précisément que la direction OF'_1 correspond à un mouvement d'abduction du membre malade. Nous sommes donc en droit d'admettre maintenant que tout membre atteint de coxalgie et présentant de l'allongement apparent est dans l'abduction.

Qu'on me permette pour terminer ce chapitre forcément un peu obscur du résumer une dernière fois les points essentiels :

1° La cause géométrique de l'allongement apparent du membre malade dans la coxalgie, quand le dernier est porté dans l'abduction, réside exclusivement dans la direction oblique et convergente vers les malléoles des deux fémurs ;

Benoit.   3

2º La cause physiologique qui détermine cet allongement, est le rapprochement instinctif des deux membres inférieurs que réalise toujours les malades ;

3º Il se sert alors de deux moyens différents dans la forme, mais qui entraînent des conséquences absolument identiques ;

a. Quelquefois il se contente de rapprocher le membre sain du membre écarté, et l'allongement se comprend d'une façon évidente par la vue seule de la figure.
Si au contraire, les membres n'étaient point convergents, le rapprochement du membre sain aurait pour résultat de rétablir légalité de longueur apparente qui eut été rompue au détriment du membre malade par l'abduction pathologique avant le rapprochement.

b. Plus souvent c'est le bassin qui s'abaisse, c'est-à dire le côté horizontal du triangle qui tourne autour de la cavité cotyloïde saine, le membre sain restant lui-même immobile, ce dernier mouvement ayant l'avantage de conserver le parallélisme et par suite l'identité des axes du fémur et du tronc. Mais on voit qu'au point de vue de l'allongement, tout s'est passé comme dans le cas précédent, car si nous fixons la figure,
et que nous la fassions tourner dans sa nouvelle forme autour de la cavité colyloïde saine, de manière à rétablir l'horizontalité de 00', nous sommes absolument ramenés au mode et aux conditions du simple rapprochement.

Il est clair aussi que si cette convergence des fémurs n'existait pas, l'inclinaison de 00' rétablirait au contraire, l'égalité de longueur rompue au détriment du du membre malade raccourci par l'abduction première:

Remarquons enfin, contrairement à l'opinion généralement admise et que nous avons citée plus haut, que dans ce mouvement d'inclinaison de 00' autour de 0' comme centre 0 seul s'abaisse, par conséquent l'épine iliaque du côté malade s'incline notablement, tandis que celle du côté sain reste pour ainsi dire, immobile en raison de son voisinage du centre de mouvement.

Enfin, de même que pour expliquer les allongements et raccourcissements à la mensuration il suffit d'étudier les modifications que subit le triangle qui porte le nom de triangle de Giraud-Teulon, de même pour l'allongement réel, il suffit d'étudier les modifications que subit le triangle physiologique 00' F., dans lequel les deux côtés seuls de l'angle 0' sont mobiles. Nous les retrouverons dans le paragraphe suivant de l'adduction.

Adduction. — Tout ce qui nous reste à dire maintedant sur le mécanisme de l'adduction et le raccourcissement apparent qui en résulte dans la situation horizontale, c'est-à-dire quand le malade est au lit, va se déduire avec une simplicité absolue des explications que nous venons de donner pour l'abduction et l'allongement apparent.

Comme précédemment nous supposerons que la flexion est nulle ou déjà compensée.

Alors, après avoir constaté par l'examen, que la hanche est ankylosée dans l'adduction, nous voyons que la jambe du côté malade est raccourcie en même temps que, dans un grand nombre de cas, l'épine iliaque du même côté est abaissée.

Si nous examinons un enfant atteint de coxalgie dans l'adduction compensée, nous constatons aussi que les deux cuisses sont toujours en contact exactement comme dans l'abduction. En second lieu, si nous détruisons toute compensation, nous voyons aussi que l'enfant laissé à lui seul va instinctivement rétablir ce rapprochement, soit qu'il se contente de porter le membre sain dans l'abduction, soit plutôt qu'il élève le bassin du côté malade.

Dans le premier cas, reportons-nous à notre triangle OO' FF'. Si F vient en F_1, F' vient en F_1' et dès lors il y a raccourcissement mesuré par la distance F_1 F''. Il

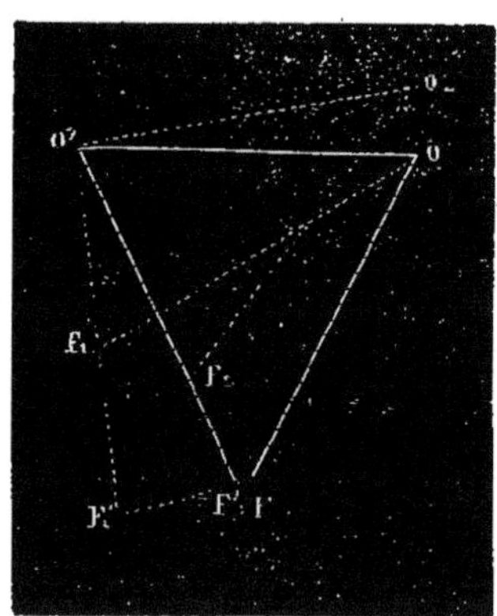

est inutile d'insister davantage puisque tout se passe comme si O'F' s'était porté dans l'abduction, c'est-à-dire dentiquement comme dans le chapitre précédent, en intervertissant seulement l'ordre des mouvements.

Dans le second cas, O' F' est resté immobile. C'est OO'

qui s'est élevé jusqu'à ce que F_1 soit venu en F^2. OO' est devenu $O'O^2$. Il est encore évident qu'il y a là aussi une analogie frappante avec l'abduction, avec cette différence toutefois que l'angle O' s'ouvre ici au lieu de se fermer. Or, considérons donc la figure $O'\,O^2\,F^2$ et $O'OF^1$ OF^1 est évidemment égal à OF^2. Il en est de même de OO' et de $O'O^2$. L'angle $O'O^2\,F^2$ est égal à l'angle $O'OF^1$. Donc les deux triangles sont égaux.

Dès lors, si nous immobilisons les deux systèmes, et que nous fassions tourner l'un d'eux sans modifier sa forme autour du point O' nous voyons qu'il y a identité entre les deux figures, qu'elles se confondent, c'est-à-dire que par exemple, si on fait tourner le système 2 F vient en $F^{'1}$ et F^2 en F_1 dès que O^2 est revenu en O.

Il résulte de ce fait, analogue à ce qui se passe dans l'abduction, que;

1° Le raccourcissement apparent du membre malade est identique dans l'un et l'autre mode.

2° Que la quantité dont s'élève la ligne OO' dans l'élévation du bassin est exactement égale à celle dont s'écarte le membre sain quand il y a seulement abduction de ce dernier. En un mot l'angle $O^2\,O'O$ est égal à l'angle $FO'F_1'$;

3° Si les deux modes de compensation se combinent, c'est-à-dire s'il y a abduction du membre sain et en même temps élévation du bassin au point de vue du raccourcissement, le résultat est le même que si un seul de ces mouvements se produisait, puisqu'ils réalisent l'un et l'autre un degré égal ;

4° Enfin on voit que la véritable cause du raccourcissement est encore ici la convergence des deux fémurs, car si, rapprochées, les deux cuisses avaient des axes parallèles ; c'est-à-dire si O F était parallèle a O'F' les mouvements de compensation qui se passeraient alors auraient pour effet de rétablir ce parallélisme et par suite une égalité absolue de longueur apparente dans les deux membres ;

5° S'il y a un faible degré d'adduction du membre malade, en raison de la plus grande facilité des mouvements du membre sain, c'est lui qui se mettra dans l'abduction et non le bassin qui s'élèvera, mais l'adduction vient-elle à se prononcer, c'est le bassin au contraire qui s'élèvera afin de rétablir autant que possible la direction rectiligne et non brisée de l'axe du corps. Ce qui fait même que dans le cas qui nous occupe, cette intervention du bassin est beaucoup plus encore la règle que dans l'abduction, c'est que l'adduction, ainsi que nous le verrons plus loin, a un champ beaucoup plus étendu que l'abduction qui toujours est comparativement limitée et restreinte ;

6° Remarquons le rôle essentiel que joue, au point de vue de la théorie du raccourcissement et des compensations dans la coxalgie, avec adduction, ce même triangle OO'F que nous avons déjà trouvé au même titre pour l'abduction ;

7° Remarquons enfin qu'il est démontré aussi maintenant que si un membre atteint de coxalgie [paraît à la vue raccourci (pourvu toutefois qu'il n'y ait point de causes réelles de ce raccourcissement), ce membre est dans l'adduction.

Avant de terminer ce qui a trait à l'adduction et à l'abduction, comme tous nos raisonnements concernant l'inclinaison du bassin s'appuient sur ce fait, que le centre du mouvement est dans ce cas la cavité cotyloïde saine, il n'est pas sans utilité peut-être d'insister sur ce dernier fait qui est évident à la réflexion.

Considérons en effet l'application du mécanisme de l'allongement donné par Follin : « Les deux fémurs articulés sur les parties latérales du bassin représentent deux leviers implantés par leur extrémité supérieure sur une ligne transversale. Si l'une des extrémités de cette tige s'incline d'un côté, l'autre s'élève. » Cette comparaison semble laisser sous-entendre que ce mouvement des couples en quelque sorte doit avoir pour centre le milieu de la tige OO' et non l'articulation; remarquons qu'ici nous ne sommes plus dans la théorie, mais bien dans le monde des faits. Or, je le demande, en quel endroit de la ligne OO' autre que O' trouvons-nous un point mobile. Ce n'est pas du côté du sacrum, puisque les articulations sacro-iliaques sont dénuées de mouvement latéral. Par exclusion donc, il ne peut y avoir d'autre centre que le point O'.

Peut-être dira t-on, ces mouvements se passent dans les articulations latérales des dernières vertèbres. Sans doute il y a là des courbures dont nous n'avons rien dit encore, car elles sont secondaires, et que nous allons retrouver dans le chapitre suivant; mais en quoi, je le demande, l'inclinaison latérale de la colonne pourrait-elle amener le rapprochement des deux cuisses. Tout au plus ce mode d'inclinaison du bassin aurait pour résultat de faire tourner d'une certaine quantité tout l'ensemble immobilisé du tronc inférieur. Mais il est bien clair que rien dans tout cela ne pourrait rapprocher les membres écartés, ni modifier en quoi que ce soit la différence de longueur relative des membres. En supposant donc que ce mouvement latéral des vertèbres existât primitivement, il nous faudrait encore recourir aux causes invoquées par nous pour expliquer les phénomènes précédents, avec cette différence que nous aurions affaire à une figure inclinée, mais nos conditions de raccourcissement ne seraient en rien modifiées. Ce mouvement latéral primitif n'aurait donc pas de raison d'être. Au contraire, nous verrons que la courbure latérale de la colonne est une conséquence forcée de l'inclinaison de la ligne OO' sur O'. C'est donc encore une vérification *a posteriori* du sens et du centre de nos mouvements.

Station verticale et marche.

J'arrive maintenant à un chapitre essentiellement aride, et d'autant plus difficile à bien décrire, qu'il est absolument rare de trouver dans les auteurs des documents qui les concernent ; c'est le chapitre de la physiologie pathologique de la station verticale et de la marche chez les individus atteints de coxalgie. Sans doute le mécanisme de ces deux fonctions de relation à l'état normal est à peu près connu exactement ; il suffit pour cela de se reporter aux travaux des frères Weber et au livre de Giraud-Teulon ; il n'en est plus de même pour la claudication. Mon intention ne peut être ici d'en décrire complètement le tableau, mais de pénétrer aussi brièvement que possible dans l'ensemble et le but des divers mouvements secondaires qui vont aussi jouer ici en quelque sorte le rôle de compensations.

Remarquons, dès le début, qu'une condition toute différente de ce qui se passe dans le repos va imposer ici sa loi. Au lit, les plantes des pieds ont toute liberté pour n'être point sur le même plan vertical; en un mot, il peut y avoir allongement ou raccourcissement. Debout, le malade est forcé d'avoir les pieds reposés sur le même plan horizontal qui est le sol. Il ne peut y avoir désormais de différence dans la longueur apparente des membres, à moins que du côté du bassin et des épines iliaques.

D'un autre côté, il est nécessaire, surtout au point de vue de la marche, de considérer que la coxalgie ne se contente point, en provoquant des mouvements d'abduction ou d'adduction, de détruire la symétrie des deux membres inférieurs. Elle introduit une autre condition essentielle: c'est l'immobilisation, l'ankylose de l'articulation malade qui ne peut désormais réaliser aucun des mouvements nécessaires à la progression. Il va donc falloir que, comme dans le repos au lit, des mouvements supplémentaires se produisent dans la seule articulation restée libre, dans l'articulation coxo-fémorale du membre sain.

Nous avons donc deux points à étudier : 1° Le mécanisme de la station et de la marche chez les personnes dont une articulation coxo-fémorale est ankylosée; 2° les modifications imprimées par les divers degrés de la flexion, de l'abduction et de l'adduction.

Il est inutile d'étudier à part le premier. Nous allons montrer en effet bientôt que les conditions sont exactement les mêmes quand il y a flexion simple du membre et ankylose, du moment qu'elle est compensée.

1° Flexion. — A. *Station verticale.* — Considérons un homme sain dans la station verticale et supposons que sa cuisse gauche vienne à se fléchir. Pour réaliser la station, le bassin va se mouvoir sur la tête du fémur sain d'un angle égal à la flexion produite du côté opposés. Il est facile de voir qu'aucune symétrie du bassin par rapport au plan médian vertical ne sera rompue, que les deux membres vont avoir la même longueur et qn'ils seront devenus parallèles. Pour achever de s'en convaincre rationnellement, il suffit de se reporter au théorème par lequel nous avons prouvé que la flexion une fois compensée par la rotation dn bassin était incapable de produire la plus petite différence dans la longueur apparente des membres.

D'un autre côté, si ce mouvement de rotation du bassin existait seul, l'angle de la colonne vertébrale restée dans sa position première avec les membres tendrait à faire passer le centre de gravité en avant du plan de sustentation, il faut que le tronc se relève, en un mot qu'il y ait ensellure.

Nous voyons donc que tout est bien simple ici et que la station une fois réalisée, le malade se trouve dans les mêmes conditions que s'il avait simplement la cuisse gauche ankylosée, sauf deux points ; l'ensellure qui n'a rien à voir avec les membres et la flexion du bassin sur les deux fémurs, flexion qui tendant à disparaître duns la marche va nous servir à en expliquer le mécanisme

B. — *Marche.* — Comme dans l'état physiologique nous faisons partir notre malade de la station verticale, les jambes rapprochées.

Supposons pour fixer les idées que ce soit le membre gauche qui soit atteint de coxalgie.

1° Le membre droit quitte le sol et est porté en avant par la flexion de la cuisse sur le bassin.

2° Pour permettre au pied droit porté en avant de s'appuyer sur le sol, un léger mouvement de flexion se fait dans le genou gauche. Un raccourcissement suffisant se produit pour faire descendre à terre la plante du pied droit. Le poids du corps repose encore sur la jambe gauche.

3° Comme dans la marche normale, le bassin se porte en masse en avant, afin d'arriver à faire supporter au membre droit le poids du corps. Pour cela le membre gauche s'étend de nouveau, et même le talon quitte bientôt le sol, de sorte que le pied gauche ne tient plus à ce dernier que par la partie supérieure de ses métatarsiens.

Jusqu'ici nous ne trouvons guère de modification au type normal. C'est ici qu'elles apparaissent.

Remarquons d'abord que dans le temps précédent la flexion du genou n'a pu déjà être rendue possible que par un mouvement de projection du bassin en avant. La cuisse en effet étant immobilisée par la maladie, le genou ne peut se fléchir sur place, il faut qu'il y ait une projection de ce dernier en avant, le pied restant toujours sur le sol. — Il n'en est pas de même à l'état sain, puisque la cuisse peut se fléchir sur son articulation coxo-fémorale correspondante.

En second lieu, considérons, un homme sain arrive

à la fin de ce 3ᵉ temps, c'est-à-dire reposant sur le pied droit, le membre gauche resté en arrière. La flexion de la cuisse droite qui a été le phénomène initial de la marche a disparu, puisque le corps repose verticalement sur le fémur droit. Au contraire, le fémur gauche se trouve forcément dans l'extension puisqu'il est porté en arrière. Il a donc fallu que pendant l'exécution de ce 3ᵉ temps, c'est-à-dire pendant que le bassin se portait en masse en avant, il tournât sur la tête des fémurs, de façon à faire disparaître d'un côté la flexion de la cuisse droite, et de l'autre à s'étendre à gauche sur le fémur.

Reportons-nous maintenant au cas qui nous occupe, c'est-à-dire à ce qui se passe quand une articulation, la gauche par exemple se trouve ankylosée. Il est clair que ce mouvement de projection du fémur en arrière ne peut se produire, puisque la cuisse immobilisée ne peut s'étendre sur le bassin. Ou bien, ce qui est la même chose, le mouvement de rotation du bassin sur la tête des deux fémurs ne peut se faire ici tant que le membre gauche a un point d'appui fixe inférieur.

Aussi, pendant ce même 3ᵉ temps, le bassin va simplement se porter en avant sans se redresser, en décrivant une sorte d'arc de cercle, si bien qu'au moment où le pied gauche va quitter le sol qu'il touche encore par ses métatarsiens, la position du malade est la suivante : Du côté sain, le membre inférieur est vertical ; le bassin fait avec lui un angle qui est le même que celui du premier temps. Du côté malade le membre est incliné en arrière, et fait avec le bassin, l'angle constant qui mesure l'ankylose.

4° C'est alors seulement que le redressement total va se faire : Le pied gauche venant à quitter le sol, l'ensemble de la figure formée par les membres malades et le bassin devient libre, et peut tourner sur le seul point mobile qui nous reste, sur la tête du fémur sain, d'autant plus que le membre malade au moment où il se détache du sol ne peut plus compter sur le mouvement de bascule normal qui caractérise ce temps chez l'homme sain . L'élément essentiel de ce dernier chez le malade dont une articulation coxo-fémorale est ankylosée est donc un mouvement de redressement du bassin, qui se fait sur la tête du fémur sain comme pivot et qui a le double avantage: 1° de rétablir le redressement général du corps, tel qu'il était au début ; 2° de permettre la projection en avant du membre gauche, qui fixé dans son articulation supérieure, ne peut progresser qu'en empruntant le secours de la hanche restée saine.

De cet ensemble de mouvements résulte un certain nombre de conséquences: Remarquons d'abord en passant que là aussi, comme pour le repos, c'est l'articulation restée saine qui supplée celle qui est atteinte. D'un autre côté, tandis qu'à l'état normal, ainsi que les frères Weber l'ont démontré, par suite de la simultanéité des flexions et des redressements divers, les variations dans la taille générale de l'individu sont plus accentuées, il n'en est plus de même chez les ankylosés. Ces flexions et ces redressements du bassin non peu simultanés avec la progression mais successifs et séparés, ont pour résultat d'entraîner d'un côté un abaissement plus grand de la taille, et de faire décrire à la tête une courbe plus marquée et plus inférieure. Tout le monde connaît en effet la série des mouvements qui se passent dans la partie supérieure du tronc chez les personnes qui boitent par suite de la lésion que nous considérons.

Dans un certain nombre de cas la marche se réduit à ces quatre temps, car alors le pied gauche se contente d'arriver à toucher le pied droit ; il se fixe alors sur le sol, et partage avec le côté opposé le poids du corps. En un mot nous voici revenus à la station verticale du début. Une nouvelle série de mouvements recommence et la marche est constituée.

Si l'on veut en effet se reporter à l'observation, on trouvera un certain nombre de malades chez lesquels la progression n'est en réalité effectuée que par le membre sain, le membre malade se contentant de venir se rapprocher de lui, pour lui permettre une seconde projection. Mais ce ne sont pas les cas les plus fréquents. Ordinairement, quoique d'une façon moins complète, le membre malade progresse aussi, et c'est la cause qui préside à ce mouvement en avant qu'il nous reste à connaître.

N'oublions pas en effet que nous considérons en ce moment un membre gauche dont la cuisse est fléchie par la maladie. Par conséquent si dans ce mouvement de redressement du bassin sur la tête fémorale saine, ce dernier peut réaliser la position normale, celle que la disposition anatomique du tronc et du corps en général lui ordonne de prendre, non seulement le membre gauche atteindra son congénère, mais il le dépassera d'une quantité proportionnelle au degré de la flexion pathologique. Or, si nous avions affaire à un homme sain, ce serait précisément un mouvement de flexion volontaire de la cuisse gauche qui constituerait le temps qui suit celui que nous venons de voir, et qui permettrait la progression du membre gauche.

Puisque cette flexion est en partie réalisée par la maladie, le malade va l'utiliser pour la marche. Par conséquent, dans la plupart des cas, surtout si le malade marche déjà depuis quelque temps, le redressement du bassin sur la tête du fémur droit qui constitue notre 4e temps, ira jusqu'à la direction normale et aura pour conséquence de porter en même temps la cuisse gauche en avant. Dès lors un mouvement de flexion du genou droit, possible cette fois sans projection puisque la hanche droite est saine, permettra au pied gauche de toucher le sol. Le poids du corps se portera en avant sur le pied. Le membre droit se détachera du sol et nous aurons ainsi une série de mouvements qui reprennent absolument le type régulier.

On voit donc que le pas du côté malade est forcément limité, subordonné à la flexion pathologique et indépendant de la volonté, au point de vue de sa longueur. Cependant cette dernière n'est point sans influence, et peut en augmenter l'étendue par un mouvement de redressement exagéré du bassin et de projection du tronc en arrière.

N'oublions pas en effet que ce mouvement de redressement du bassin se passe autour de la tête du fémur sain, c'est-à-dire dans une articulation où tous les mouvements peuvent se rencontrer. Or, le redressement au lieu de s'arrêter à la station verticale normale, peut encore dépasser cette limite de façon à ce qu'il y ait une

véritable extension du tronc sur le fémur. La conséquence de ce mouvement exagéré sera encore de porter le fémur malade plus en avant, et par suite de
donner au pas de ce côté une étendue plus grande.
Si cette hypothèse est vraie, et si les coxalgiques usent
de ces moyens de locomotion, il doit se passer chez eux
du côté de la tête un mouvement de projection en arrière tout à fait inverse de celui qui porte le membre
ankylosé en avant. Et en effet, il suffit de faire marcher
devant soi un certain nombre de coxalgiques pour voir
que chez un grand nombre, sinon chez tous, il y a au
temps que nous considérons une projection du tronc
en arrière des plus manifestes, et aussi étendue que le
permet l'extension possible du bassin sur le fémur.

Pour être complet, mentionnons aussi une troisième
ressource d'un autre ordre qui sert quelquefois à la
marche du coxalgique, mais surtout quand il y a abduction sur adduction. Rappelons-nous toujours que
tous les mouvements sont possibles dans l'articulation
coxo-fémorale restée saine. Or considérons un malade à la fin de notre 3e temps, c'est-à-dire quand le
corps s'appuie déjà sur le pied sain porté en avant. Au
début de ce temps la ligne des deux cavités cotyloïdes
était transversale, à la fin, elle est oblique. Pour redevenir
transversale et même dépasser cette limite et se projeter
en avant, il est clair que l'on peut recourir à un mouvement de rotation dont le centre est 0", articulation
saine. Dès lors, si on veut bien lire ce qui se passe
alors chez le malade.t on voi que ce dernier dans ce cas,
a recours à un mouvement de rotation interne autour

de la tête du fémur sain, mouvement qui a pour but
de porter la hanche ankylosée en avant et en dedans,
et par suite de faire décrire à tout le système malade un
arc de cercle, ou plutôt une sorte de surface de révolu-
tion, dont l'axe est la jambe saine, et le centre de mouvement, la cavité saine. Si on veut bien se reporter par
la pensée à l'observation, on se rappellera immédiatement avoir rencontré des coxalgiques chez lesquels la locomotion se faisait suivant ce mode, et se dessinait d'une
façon très nette par cette rotation en arc du bassin et
de l'épine iliaque du côté ankylosé.

Une conséquence, sur laquelle nous avons insisté déja
est l'ensemble des variations que subit la taille générale
dans cette série de mouvements du bassin ; variations
beaucoup plus étendues que dans la marche normale.

Ces différences sont encore beaucoup plus grandes
dans un dernier cas qu'il nous reste à mentionner; c'est
lorsque la flexion est tellement prononcée que le malade
ne cherche pas à la corriger par un mouvement com-
pensateur du bassin et par suite à se mettre dans l'ensellure. Dans ces circonstances, si nous supposons que
le malade parte de la station sur le pied droit sain, on
voit facilement de quelle quantité considérable il faudra fléchir le bassin, et surtout le genou droit pour permettre au pied gauche de parvenir au sol. Sans insister
sur le mécanisme de la marche en pareil cas, qui se dé-
duit très simplement du précédent, je ferai remarquer
seulement combien doit être grand l'abaissement de la
taille et par suite la claudication, qui a ceci de particulier, c'est d'être en quelque sorte symétrique par rapport au plan vertical transversal, ou mieux qui con-

serve, par rapport à ce plan la symétrie de toute la partie du corps située au-dessus du bassin.

Cette étude va nous permettre maintenant d'aborder sans difficultés le mécanisme de la marche dans les autres positions pathologiques de la coxalgie.

2° Abduction. — Supposons, encore pour fixer les idées, que ce soit le membre gauche qui soit immobilisé dans l'abduction ; plaçons par la pensée le malade sur le pied droit resté sain, et disposons sur le membre normal le reste du tronc comme s'il n'avait point de coxalgie. Pour nous rendre compte alors des modifications que va exiger la station verticale, nous devons examiner plusieurs cas. D'abord, le membre malade tout à fait au début de la maladie se trouve dans une position intermédiaire à OD, OD''. Etant plus long apparem-

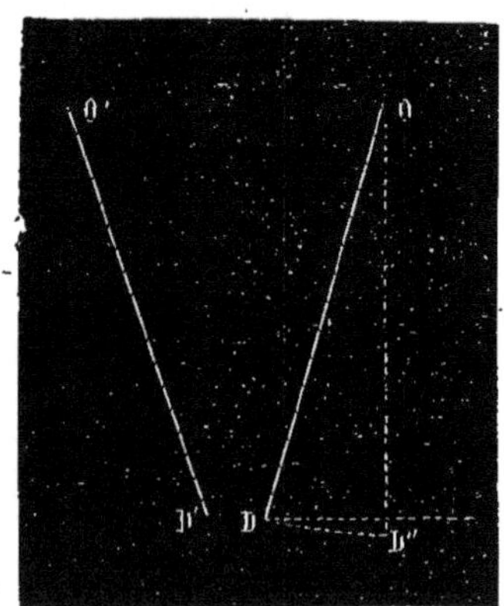

ment que son congénère, il ne peut, le malade étant debout, conserver cette position sans la modifier. Le moyen le plus simple *a priori* est celui qui consiste à élever légèrement le bassin de ce même côté, en le fai-

sant tourner encore sur la tête du fémur sain, de façon
à rétablir le même niveau horizontal inférieur. C'est là
un résultat de raisonnement qui semble en opposition
absolue avec les idées admises, puisque d'une manière
générale, on considère l'abduction comme entraînant
toujours l'abaissement de l'épine iliaque. C'est en outre
une nouvelle preuve que l'allongement et l'abaissement
du bassin ne sont point subordonnés l'un à l'autre.
Reportons-nous donc à l'expérience et à l'observation
pour contrôler le résultat. Plaçons-nous debout, le dos
appuyé contre un plan vertical, les malléoles rapprochées, le corps dans une position absolument symétrique. Puis sans bouger le reste du corps, portons largement le membre gauche dans l'abduction. Le pied correspondant ne pose plus sur le sol. Ramenons alors lentement la jambe gauche à sa position initiale, en faisant
jouer seulement l'articulation coxo-fémorale, et sans
quitter le plan du mur. Il arrive un moment où le pied
est arrêté contre le sol. Ce moment correspond précisément à la position OD'''. Si l'on veut continuer la progression, toujours sans quitter le plan du mur, on est
obligé d'élever légèrement le centre O jusqu'à ce qu'on
soit arrivé en D'' puis de l'abaisser de nouveau jusqu'à
ce que le pied soit revenu à sa position première D. Cette
ascension de l'épine iliaque peut être sentie par le doigt,
d'une façon peu sensible, il est vrai, en raison de son
faible degré ; mais une sensation des plus nettes est
celle de la résistance du pied contre le sol en D'''. Cela
suffit pour prouver que dans ces cas, il ne peut y avoir
abaissement du bassin, mais au contraire élévation du
côté correspondant.

Or, l'expérience que nous venons d'invoquer est exactement la situation dans laquelle se trouvent les coxalgiques dans le cas intermédiaire qui nous occupe.

Rapprochons de ces faits l'observation suivante que j'ai constatée l'année dernière dans le service de Mr Trélat. Il s'agit d'une jeune femme atteinte de rhumatisme articulaire fixé dans la hanche. Après six mois de maladie, elle sort à peu près guérie, conservant un léger allongement apparent, au lit, un centimètre environ. Quand on la faisait mettre bien droite, appuyée contre un mur, la ligne qui réunissait les deux épines iliaques faisait avec l'axe du corps un angle obtus, et l'épine iliaque du côté malade était manifestement un peu élevée contrairement à la théorie classique. Ces cas sont donc curieux, en ce sens qu'ils peuvent être l'occasion de deux modes différents de compensation du côté du bassin, l'abaissement au lit, et l'élévation dans la station verticale.

Nous venons de voir que cette dernière peut être ren-

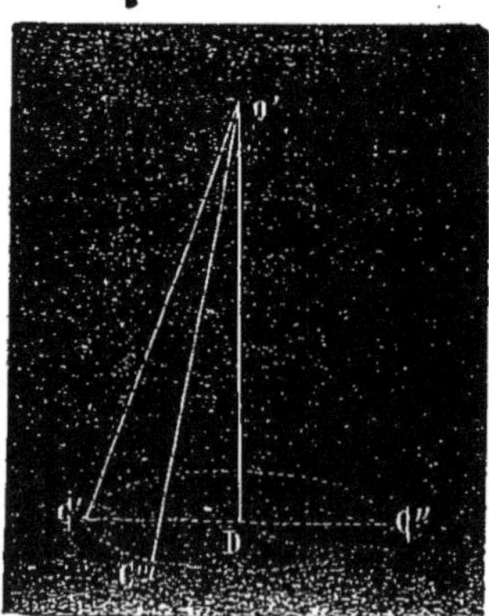

due possible par l'élévation légère du bassin. Est-ce là la seule ressource qui la permette ? Remarquons que si du point O' comme centre, nous décrivons avec les membres O'C' un cercle sur le sol, nous avons le lieu de tous les points par lesquels peut passer l'extrémité C', c'est-à-dire le pied sans que la distance de cette extrémité à O' soit modifiée, c'est-à-dire pour exprimer physiologiquement le résultat, sans que le bassin soit obligé de s'élever, le pied appuyant toujours sur le sol.

Or, considérons une position intermédiaire à O'C' et O'C''' par exemple, Pour venir en C''' il a fallu que le membre se portât d'un côté en dehors, c'est-à-dire dans l'abduction, puis en avant, c'est-à-dire dans la flexion. Reportons-nous maintenant à l'expérience directe. On voit facilement que si d'un côté l'abduction a pour effet d'allonger le membre, la flexion non compensée a comme résultat inverse de le raccourcir, et par suite, l'union de la flexion et de l'abduction dans les limites précédentes permettra la station verticale sans que le malade ait besoin en quoi que ce soit d'élever le centre O' et par suite l'épine iliaque correspondante. Or, si nous examinons ce qui se passe dans la coxalgie, nous voyons que presque toujours, sinon toujours, l'abduction est unie à un certain degré de flexion. Par conséquent le malade se trouve dans le cas de la position O'C''' et dès lors l'allongement se trouve compensé par cette flexion concomitante.

Il faut bien se garder de croire que nous considérons la flexion comme un mouvement de compensation secondaire destiné à corriger dans ces limites l'allongement de l'abduction. Nous n'avons, ici surtout, nullement la prétention de subordonner les deux mouvements l'un à l'autre. Je me borne simplement à constater les faits et à tirer de ces derniers les conséquences pratiques qui peuvent en résulter pour la station.

Donc, sans le vouloir et par une simple coïncidence, la flexion vient dans les cas qui nous occupent contre-balancer l'effet nuisible de l'allongement. D'un autre côté, n'oublions pas que le membre inférieur se composant de deux parties articulées, la jambe va suivre la direction de la pesanteur et le pied viendra un peu en arrière de C'''. Quoi qu'il en soit, nous pouvons nous rendre maintenant un compte exact de la position prise par les coxalgiques avec un léger degré d'abduction, dans la station verticale.

Si nous supposons que ce soit le membre gauche qui soit atteint, le pied correspondant sera distant de son congénère d'une quantité égale au degré de l'abduction. Ce pied sera en même temps porté sur un plan antérieur. La base de sustentation sera donc élargie d'une part, et l'axe de ce plan au lieu d'être transversal sera oblique et dirigé en avant. Du côté du bassin, toujours dans les cas d'abduction légère, nous ne rencontrerons pas la plus petite modification ; les deux épines iliaques auront conservé intactes toutes leurs symétries par rapport à chacun des axes possibles du bassin, puisque c'est la flexion qui vient rendre la station verticale possible. La compensation de l'une des déviations viendrait donc ajouter un élément nouveau de trouble au lieu de corriger ceux qui sont initiaux.

Enfin, n'oublions pas qu'il reste un troisième moyen qui permet de rétablir l'égalité apparente des deux membres. C'est celui qui consiste à placer aussi, mais volontairement alors, le membre sain dans une abduction

légère, presque équivalente à celle du membre malade.
Il est clair alors que la symétrie se trouve ainsi rétablie
par cette voie ; mais ce procédé que le malade pourra
employer si l'abduction se passe sans flexion devra être
d'autant moins instinctif, quand cette dernière exis-
tera, que sa présence seule suffit, ainsi que nous venons de le voir, pour rendre dès l'abord la station verticale immédiatement possible sans que l'on ait besoin
de recourir à aucun mouvement anormal nouveau.

J'arrive maintenant aux cas de beaucoup les plus
nombreux où l'abduction a dépassé les limites restrein-
tes indiquées plus haut, alors que le pied, avant toute
modification secondaire a largement quitté le sol.

La ressource simple dont le malade disposait, quand
il était au lit, l'adduction de la jambe saine vient à lui
manquer. Cette dernière à laquelle on fait primitivement porter le poids du corps ne pourra plus se mouvoir autour de la cavité cotyloïde. Dès lors pour que le
pied malade écarté vienne toucher le sol, il faudra donc
que le bassin s'incline et que la cavité cotyloïde saine
vienne au contraire tourner sur la tête du fémur. Là
encore ce ne sera point autour d'un axe virtuel horizontal passant par le milieu du bassin que se fera le
mouvement, ainsi qu'on le suppose généralement, par
suite de vues théoriques, mais contraire à la réalité. Le centre réel de ce mouvement réel sera la cavité
saine. Seule l'épine iliaque du côté malade s'abaissera.
Celle du côté sain restera à peu près immobile, tandis
qu'elle se serait élevée d'une quantité égale, si l'axe du
mouvement avait été tout autre.

Dans ce mouvement de rotation, il est clair que la

cavité cotyloïde s'abaisse aussi du côté malade. Ceci va nous expliquer pourquoi, comme tout à l'heure les pieds vont être écartés l'un de l'autre, et leur contact impossible, ainsi que cela se passe normalement. En effet, soit

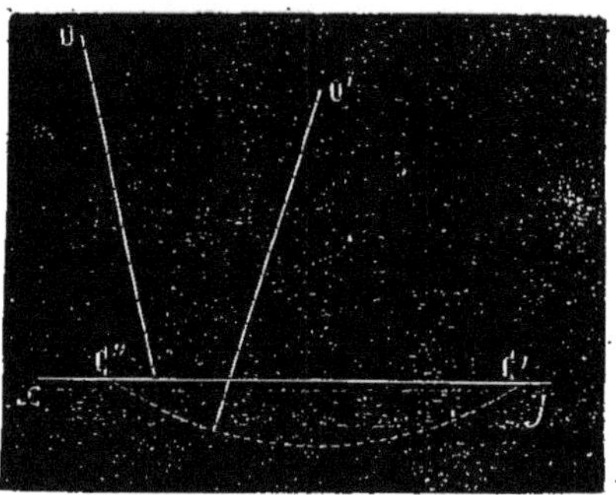

O la cavité cotyloïde saine, O' la position nouvelle de la tête du fémur malade; la longueur absolue du membre n'a point été modifiée par conséquent, le pied qui ne peut quitter la ligne XY touchera forcément en C'',c'est-à-dire assez loin de le malléole du côté sain.

Ainsi donc une abduction assez étendue entraînera comme condition forcée de la station verticale : 1° l'abaissement de l'épine iliaque du côté malade; 2° l'écartement plus ou moins grand des malléoles. Telles sont les conséquences que donne le raisonnement simple. Si comme vérification nous nous reportons à l'observation, nous voyons en effet que dans les cas qui nous occupent ces conditions sont toujours remplies.

Mais nous avons laissé de côté une complication qui est la règle : la flexion, voyons comment elle va modifier nos conclusions précédentes. Il est clair qu'ici, contrairement au cas précédent, elle ne peut qu'aggra-

ver la gêne de la station, puisqu'elle vient augmenter encore le raccourcissement apparent, ou plutôt
l'élévation au-dessus du sol, du pied déjà écarté du
dernier par l'abduction. Elle doit donc être corrigée.
Aussi voyons-nous toujours un mouvement d'ensellure
accompagner celui d'abaissement latéral du bassin.
Mais, de même que ce dernier n'est jamais complet, c'est-
à-dire qu'il n'arrive jamais au rapprochement des malléoles, de même l'ensellure n'arrive jamais à placer le
pied dans le même plan.

Telles sont en effet les seules règles de la station dans
les cas d'abduction moyenne. Mais si celle-ci dépasse certaines limites, à l'abaissement du bassin correspondant vient se joindre une ressource nouvelle
d'autant plus précieuse qu'elle est des plus simples à
réaliser. C'est la diminution de la longueur du membre
droit sain, au moyen d'un procédé déjà connu de nous,
la flexion de la jambe droite au niveau du genou. Une
comparaison assez simple permet d'embrasser d'un simple coup d'œil la position du malade. Il se trouve en quelque sorte dans la même situation que l'homme sain
qui se *fend* sur le pied malade. Qu'on se reporte en
effet à l'observation des coxalgiques dans le cas qui
nous occupe, nous les trouvons dans la position suivante : le membre gauche malade est porté en avant
et en dehors. Il est fléchi au niveau du genou d'une
quantité variable qui dépend de la flexion du fémur. Le
membre sain est un peu en arrière, légèrement fléchi
aussi au niveau de l'articulation du fémur et du tibia.
Le poids du corps est légèrement porté en avant, si
bien que souvent et avec un degré avancé de la défor-

mation, le malade se soutient en appuyant de la main gauche sur la cuisse correspondante. Enfin le bassin est abaissé du même côté, et la taille générale est diminuée. Ces résultats sont tellement nets et faciles à saisir, que je n'y insisterai pas plus longtemps.

Enfin, si l'abduction et la flexion dépassent encore les limites précédentes, alors le malade ne parvient pas à appuyer la plante du pied gauche sur le sol. Seules les extrémités antérieures des métatarsiens peuvent peut-être encore l'atteindre, mais toujours par les mêmes moyens.

Le mécanisme de la marche, une fois la station initiale connue, va maintenant être des plus simples. Il suffit de répéter en parlant de cette dernière ce que nous avons dit pour la flexion simple, ou plutôt pour l'ankylose simple de la hanche sans abduction.

Supposons toujours que ce soit le membre gauche qui soit atteint de coxalgie. Le malade étant debout, il est dirigé en avant et en dehors, ainsi que nous venons de le voir. Dans un premier temps, portant le poids du corps sur le membre gauche, le malade détache du sol le pied droit sain, en fléchissant la cuisse qui, se trouve ainsi portée en avant. Dans un second et un troisième, le bassin se porte en avant, et le genou du côté malade se fléchit, si bien qu'à la fin de ce troisième temps le pied droit appuie non seulement sur le sol, mais supporte le poids du corps. Dans un quatrième temps, le pied gauche quitte le sol, et le bassin tourne en se redressant sur la tête du fémur sain d'un angle égal à la flexion qui composait le premier temps. Le pied droit supporte seul le corps, et la jambe malade à la fin de ce temps, se trouve un peu au-dessus du sol dans la position où l'a placée la maladie.

Dans un cinquième et dernier temps nous voyons se produire les manœuvres que nous avons vues nécessaires pour réaliser la station verticale, car c'est elle qui vient alors fermer le cycle des mouvement qui composent un élément de la marche. C'est-à-dire que le bassin va s'incliner du côté gauche, et que, si cela est nécessaire, le genou droit se fléchira afin de permettre au pied gauche de venir appuyer sur le sol. Puis la série recommencera, entraînant, du côté de la taille et dans la forme et le rhythme des mouvements, une série de conséquences qui sont absolument comparables à celles du chapitre précédent ou du moins qui s'en déduisent à la simple réflexion.

3° ADDUCTION. — J'arrive enfin au troisième mode de déformation, à l'adduction, pour laquelle il n'y a qu'à modifier ce que je viens de dire au sujet de l'abduction, aussi bien au point de vue de la station que de la marche.

Résumons en quelques mots les modifications anatomiques du type normal ou physiologique que nous trouvons ici. La jambe gauche par exemple est portée en dedans et un peu en avant, puisqu'elle est fléchie, et en outre elle est ankylosée dans sa position pathologique. Si le malade s'appuie, comme à l'état sain, symétriquement sur le membre sain, la jambe malade gauche croise légèrement la droite, en avant, et le pied correspondant ne touche pas le sol.

Voyons maintenant comment le malade va réaliser la station verticale. Si la déformation est très prononcée, il n'essayera même pas d'y parvenir. A un degré moindre, un fort mouvement d'ensellure va corriger la flexion. En même temps, l'élévation de l'épine iliaque du côté correspondant va achever de rétablir à peu près complètement le parallélisme des deux membres. Mais le raccourcissement produit ainsi du côté malade, empcêhera la plante du pied de poser sur le sol. L'enfant ne s'appuiera de ce côté que sur la face plantaire de la tête du métatarsien du pied plus ou moins fléchi. Cet ensemble de mouvements se voit avec la plus grande netteté chez le malade.

Voyons enfin le cas le plus fréquent, où l'individu atteint de coxalgie dans l'adduction peut reposer sur ses deux surfaces plantaires.

Supposons-le d'abord porté sur la jambe saine OB, sans qu'il y ait encore aucun mouvement secondaire produit. La jambe malade suit dès lors la direction $O'B'$ et le pied se trouve en B'. Le premier mouvement qui va se produire aura pour but de ramener la parallélisme des membres ou plutôt d'en détruire le croisement.

Comme O' n'est plus articulé, le centre de mouvement ne peut être que l'articulation O. Dès lors O' s'élève, et, OB restant immobile, OO' vient suivant OO'' et B' en B'_1. On voit sur la figure que le pied est encore plus distant du sol dans cette nouvelle situation. Voyons par quelle manœuvre il va l'atteindre. Il ne peut recourir à l'abaissement correspondant du bassin, puisque ce mouvement ramènerait simplement B'_1 en B', c'est-à-dire en arrière. $O'B'_1$ ne peut point s'allonger davantage. Il faut donc forcément trouver un moyen propice, soit dans de nouveaux mouvements se passant autour de O, soit dans le raccourcissement de OB lui-même. A la rigueur on pourrait réaliser l'égalité de niveau horizontal de B et B', par un mouvement prononcé d'abduction de O B, mais je n'insiste pas sur ce moyen de compensation, qui, s'il est possible en théorie, n'a absolument rien de pratique. Il est, en effet, un moyen beau-

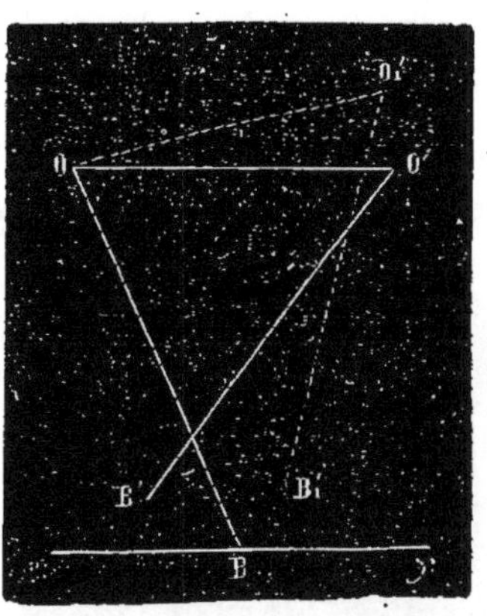

coup plus simple et qu'il est facile de voir employer constamment dans ce cas. N'oublions pas, en effet, que le membre sain n'est pas une barre rigide, mais un levier articulé vers son milieu, au niveau du genou. Il est clair que, si cette articulation vient à se fléchir, la distance qui sépare O du sol diminuera et à un moment donné B' viendra s'appliquer sur ce dernier. Telle est en effet la position prise le plus souvent, sinon toujours malade, dans ces circonstances. L'enfant étant debout, le membre malade est complètement étendu et repose sur le sol par toute la région plantaire. Le membre sain au contraire est légèrement brisé, la cuisse portée dans une légère flexion, de façon à ce que le genou sain dépasse le genou malade et qu'au niveau de ce dernier les deux partiés du membre fassent un angle obtus ouvert en arrière. Il est facile de voir que dans cette nouvelle position il ne s'est produit aucun changement dans la direction des lignes du bassin, par conséquent l'épine iliaque du côté malade reste toujours plus élevée que celle du côté sain.

Il est un second moyen qui rend possible cette même station verticale en diminuant encore la longueur du membre sain O B. Si nous regardons en effet ce dernier de profil et que nous lui trouvions une première lon-

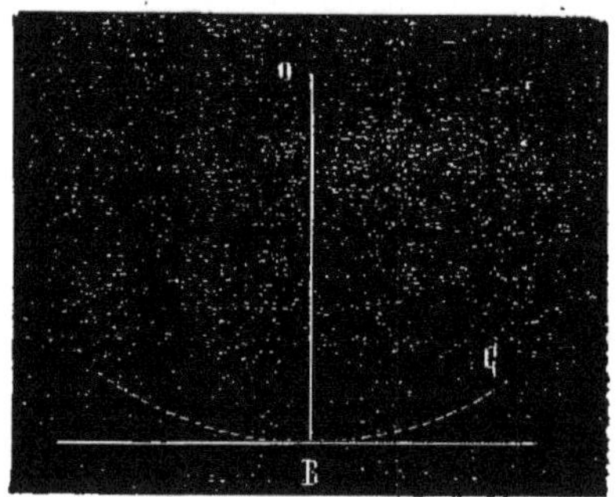

gueur O B, il est clair que, si ce même membre O B se porte en avant sur l'arc de cercle B C, l'élévation de de O au-dessus du sol diminue progressivement. Par suite il arrive un moment où les deux plantes des pieds peuvent s'appuyer sur le sol.

Ainsi donc la flexion seule de la cuisse et la projection du pied en avant peuvent rendre possible la station verticale dans le cas d'adduction. Remarquons cependant que ce moyen est rarement employé par l'enfant. Sans parler de la difficulté plus grande à le produire, il entraînerait une projection plus ou moins grande du corps en avant, afin de bien fixer aussi la position du centre de gravité relativement à la base de sustentation nouvelle.

Mais s'il est impossible de le voir employé seul, en revanche il est absolument la règle de le voir combiné avec la flexion du genou. Instinctivement le malade prend parmi toutes les ressources dont il peut user le degré de chacune d'elles dont la somme produit le résultat le plus aavntageux et le plus facile. Voilà pourquoi, dans le cas qui nous occupe, la description anatomique de la station verticale est la suivante :

Supposons le malade observé avant toute compensation et droit sur la jambe saine. Par un mouvement d'élévation du bassin du côté malade, il a corrigé l'abduction et rétabli le parallélisme des membres inférieurs. Le pied malade est au-dessus du sol. Pour qu'il puisse l'atteindre, le genou du côté sain va se fléchir. En même temps, le membre sain étant obligé de rester immobile, puisqu'il supporte le poids du corps, c'est ce dernier qui va se porter en arrière, ainsi que le membre malade, de façon à produire un résultat absolument semblable à celui qui serait amené par la flexion légère de la cuisse saine. De sorte que, la station réalisée, le malade est dans la situation suivante : l'épine iliaque du côté malade est élevée, la jambe correspondante est verticale, étendue, et appuie sur le sol par toute la plante du pied. La cuisse saine, au contraire, est relativement au bassin dans une légère flexion. La jambe est de même fléchie sur la cuisse et le pied, tout en portant complètement par toute la région plantaire sur le sol, déborde légérement celui de l'autre côté.

Cette station verticale bien connue, il nous est facile

de lui appliquer nos lois générale de la marche qui vont s'en déduire maintenant tout naturellement.

Partant toujours du membre sain, le malade le porte en avant en fléchissant la cuisse sur le bassin. Puis, par un mouvement de projection du bassin en avant et en bas avec une flexion légère du genou gauche, si cela est nécessaire, il parvient à appliquer la région plantaire droite sur le sol. Ensuite, par un mouvement inverse d'extension du bassin sur la tête du fémur sain, qui supporte alors le poids du corps, il parvient à ramener le membre gauche dans sa situation première. Mais là aussi, comme pour la flexion, le malade tirera parti d'un côté de la flexion pathologique, de l'autre de la possibilité d'extension exagérée du tronc pour porter, à la fin de ces mouvements, le membre malade aussi en avant que possible, afin que, quoique malade, il puisse cependant encore jouer un rôle aussi actif que possible dans la progression.

Déviations secondaires et apparentes
de la colonne vertébrale

Ces dernières modifications à distance en quelque sorte se retrouvent aussi bien dans le repos horizontal que dans la station verticale. Néanmoins, comme elles sont pour ainsi dire identiques dans ces deux positions, nous les étudierons seulement dans celle où elles sont le plus visibles, la station. Nous passerons successivement en revue chacune des modifications primitives.

1° *Flexion.* — Reportons-nous à notre première figure : Soient T la tête, D l'articulation sacro-lombaire, O la projection de la cavité cotyloïde, A le pied, dans la station normale, l'homme étant supposé sain. Si OA, sous l'influence de la coxalgie vient à se fléchir d'un angle α, et que la compensation se fasse par la rotation du bassin autour d'un axe passant pas les deux cavités cotyloïdes, OB_1 revient sur OA, mais D vient en D' de façon que l'angle DOD' soit précisément égal à l'angle α. De même, si rien de nouveau ne se passait du côté de la colonne vertébrale, T viendrait en T_1 et alors le dos serait incliné en ligne droite suivant OT_1 Il serait facile de calculer dès lors avec précision la taille nouvelle, c'est-à-dire la hauteur de T_1 au-dessous du sol, ou OH. Cette longueur OH nous est donnée par la formule OT_1 cos. α, ou OT cos. α. On voit qu'elle est inversement proportionnelle à l'angle α, puisque le cosinus d'un angle diminue à mesure que l'angle croît.

Mais la courbure dorsale va venir changer la direction de OD'. Remarquons d'abord que OT' c'est-à-dire le sacrum ne peut modifier son trajet, puisque c'est un os absolument rigide. La cambrure va donc commencer à l'articulation sacro-lombaire, et la ligne droite D'T', va devenir la courbe D'T''T''' étant la nouvelle position de la tête.

Cette figure nous permet de faire quelques remarques importantes : D'abord, il est évident que tout doit se passer dans le plan médian vertical, et que la courbe sera absolument symétrique par rapport à ce plan. En second lieu, T_2 sera forcément compris entre H et T. En effet, la ligne BT_2 est égale à l'ensemble des projections des diverses vertèbres dans leur nouvelle situation curviligne, Or considérons l'une d'elles, la dernière lombaire par exemple D_1C_1 ; dans ce mouvement de redressement elle s'est rapprochée un peu de la vertibrale, par conséquent l'angle de son axe avec cette dernière est plus petit que l'angle α, par conséquent sa projection verticale est supérieure à celle qu'elle avait suivant D'T'. Si nous considérons la vertèbre supérieure nous arrivons à une région ou quelques-unes deviennent presque verticale, et par conséquent retrouvent toute leur longueur projetée. Enfin plus haut revient une nouvelle inclinaison en sens inverse des vertèbres inférieures, mais l'angle nouveau de chaque corps restant toujours inférieur à l'angle α.

Il en résulte donc que la somme de ces projections sera supérieure à ce qu'elle devait être dans les premiers cas, c'est-à-dire que T'' serait situé au-dessous de H. Il est plus évident encore qu'il sera au-dessous de T. Quant à calculer mathématiquement la nouvelle longueur DT'', cela est impossible même en connaissant α à cause du nombre trop grand des pièces qui composent OT_1 et de la variété de longueur et de direction de chacune d'elles.

Ces quelques mots suffisent pour faire comprendre tout ce qui se passe au point de vue seul de la flexion dans la colonne vertébrale et dans la taille générale. On voit aussi que pour se faire une idée juste de l'abaissement de cette dernière, il faut recourir à l'observation aidée des moyens physiques, et mesurer directement les malades d'un côté toute déformation compensée, ne la faisant reposer sur le pied sain, et de l'autre dans la nouvelle station pathologique.

2e *Déviations latérales.* — Nous avons vu qu'avec l'abduction et l'adduction coincidait souvent un certain degré d'inclinaison ou d'élévation du bassin, le centre du mouvement étant toujours l'articulation coxo-fémoral saine. Voyons quelles vont être les conséquences de ces déviations latérales, au point de vue des déformations secondaires de la colonne vertébrale, et de la taille.

Supposons que nous ayons d'abord affaire à un certain degré d'abaissement du bassin autour de O articulation saine. L'inclinaison seule entraîne déjà une certaine diminution de la taille, avant même qu'aucune modification ait pu se faire dans les parties supérieures. Le point D

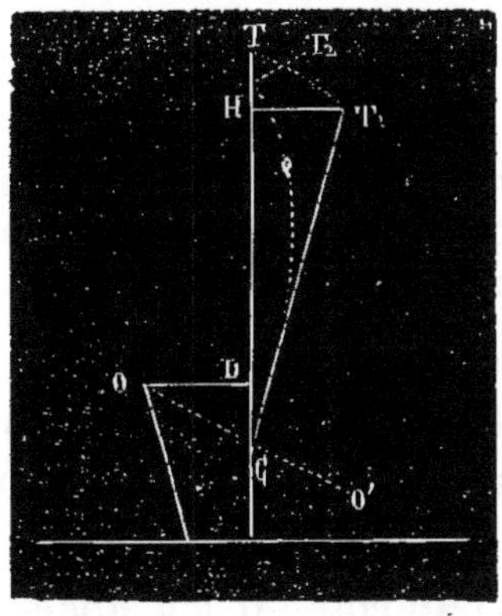

du bassin vient en C. Il y a donc déjà un abaissement absolu représenté par DC. Or DC est sensiblement égal à OC. sin. DOC. Cette formule nous permet de voir sque cette longueur DC est proportionnelle d'un côté au ⸱nus de l'angle DOC. C'est-à-dire, ce qui était évident, au degré de l'abaissement primitif du bassin. De l'autre elle est aussi proportionnelle à OC. Or OC peut jusqu'à un certain point être considéré comme étant la demi-longueur transversale du bassin. Par conséquent, cet abaissement sera d'autant plus marqué que le bassin sera plus large, c'est-à-dire chez les adultes et chez les femmes.

Passons maintenant aux mouvements de latéralité qui vont se passer du côté de la colonne vertébrale. Nous retrouvons ici les mêmes résultats que pour la flexion. Une seule chose est changée, c'est le plan dans lequel se passent ces mouvements. Si la rachis était une barre fixe il prendrait la nouvelle direction CT_1 et nous aurions une nouvelle diminution de la taille équivalente à TH. Mais la colonne vertébrale étant essentiellement mobile, même latéralement, il va se produire une scoliose secondaire ayant pour but de redresser les centres de gravité.

Sans répéter la série de raisonnements que nous avons faits pour la flexion, en les appliquant au cas actuel, nous voyons immédiatement que la tête vient prendre une position intermédiaire à H et à T, vient toucher en T_2 par exemple. Mais le résultat terminal est encore une diminution dans la taille. Donc l'abaissement du bassin entraîne une diminution de cette dernière par un double motif. D'un côté, il y a abaissement absolu du bassin, de l'autre diminution absolue dans la hauteur de la projection verticale de la colonne vertébrale et de la tête. Passons maintenant à l'élévation du bassin.

Supposons toujours que OP soit le membre sain, c'est

à-dire que le bassin tourne autour de O. Une première conséquence va être l'élévation du point D d'une quantité équivalente à celle dont il s'était abaissé tout à l'heure, c'est-à-dire proportionnelle au degré d'élévation primitive et de largeur du bassin. Puis la colonne vertébrale va aussi se redresser à l'aide d'une scoliose secondaire, la tête va revenir vers la ligne médiane et le mouvement aura au contraire comme résultat d'abaisser la taille. Les conséquences sont donc de sens différent ; d'un côté il va se produire une élévation, de l'autre une diminution dans la taille.

Dire quelle de ces valeurs l'emportera, cela est évidemment impossible par la vue seule de la figure. Il faudrait pour cela vérifier le résultat sur le malade lui-même.

Appliquons maintenant ces résultats à la station dans l'abduction et ensuite dans l'adduction.

1° *Abduction*. — Négligeons le cas dont nous avons longuement parlé dans le chapitre précédent, dans lequel l'abduction légère entraîne un allongement apparent, et prenons d'emblée ceux ou la déformation est assez avancée pour entraîner des modifications du côté du bassin. Dans les cas d'intensité moyenne, nous avons vu que la station verticale entraînait seulement un certain degré d'abaissement du bassin sans que le genou sain ait besoin de fléchir, par conséquent nous n'avons qu'à leur appliquer ce que nous avons dit plus haut pour l'abaissement. Il y aura perte de hauteur due seulement à l'abaissement du bassin et au redressement de la colonne.

Mais si l'abduction est prononcée, nous avons vu que la station sur les deux pieds entraînait une condition nouvelle qui va jouer un rôle important aussi dans les modifications de la taille. Il est nécessaire pour que la plante du pied malade touche le sol que la longueur du membre sain soit diminuée, à l'aide d'un mouvement de flexion du genou. Il est clair que cette perte de hauteur du membre aura aussi pour résultat de diminuer immédiatement et d'une quantité équivalente la hauteur totale du corps. Trois causes vont ici agir dans le même sens. Il n'est donc pas étonnant que la coxalgie ait une influence aussi marquée de réduction dans la hauteur. Nous allons retrouver des résultats assez semblables avec l'adduction.

Adduction. —Nous savons que le premier mouvement qui se produit est un mouvement d'élévation du bassin.

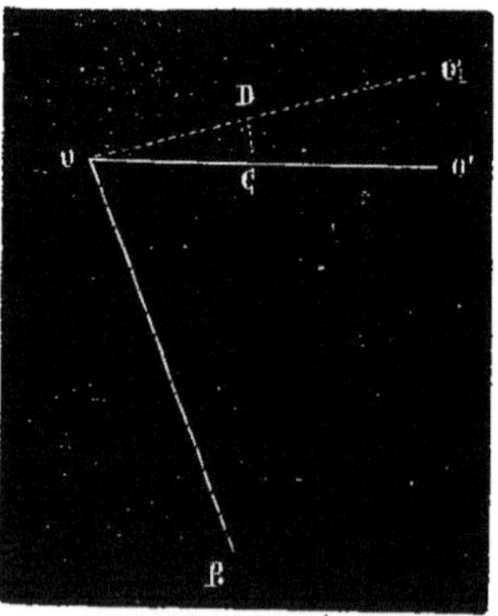

Par conséquent il y a élévation de la dernière lombaire de C en D. Mais la cavité cotyloide malade O' s'élève aussi, et vient en O¹. Il est clair même que le degré

d'élévation de O⁴ est bien plus marqué que celui de C.
On peut même démontrer qu'il en est le double. Par
suite si le membre malade n'était pas dans l'adduction,
s'il avait sa direction normale, le pied correspondant
s'élèverait au-dessus du sol d'une quantité deux fois
équivalente à CD. Il est de plus dans l'adduction, c'est-
à-dire plus distant encore de la ligne de terre. Si maintenant nous nous reportons aux manœuvres employées
par le malade pour permettre à ce pied de toucher le
sol, nous voyons qu'elles se composent d'une série de
mouvements de flexion, se passant tous dans le membre sain, et ayant précisément pour résultat de diminuer
la hauteur apparente de ce dernier, d'une quantité équivalente à la hauteur du pied malade au-dessus du sol,
c'est-à-dire plus de deux fois CD. Donc au point de
vue final cette élévation de la taille due à celle du bassin
est non seulement inutile, mais elle entraîne après elle
une perte terminale dans la hauteur, que l'on peut esti-
mer à peu près comme égale à CD, puisque si d'un côté on
gagne cette longueur, d'un autre, par le raccourcissement du membre sain, on perd le double.

Il est clair qu'à ces causes il faut joindre celles qui
proviennent du redressement de la colonne vertébrale.

La déperdition totale se trouve donc manifestement
expliquée.

Cet ensemble des causes diverses concourant toutes à
l'abaissement de la taille, rend impossible toute éva-
luation théorique du raccourcissement général de la
taille, et force à recourir à l'observation et à la mensuration directe du malade si l'on veut se faire une idée
même grossière du résultat total. Il suffit pour cela de

faire tenir le malade sur le pied sain, toute déviation corrigée, puis de le laisser descendre sur le pied malade; la mesure de la différence ainsi obtenue équivaut à la déperdition.

D'une façon générale les résultats obtenus sont considérables. Ainsi, chez un malade en adduction, offrant seulement de 5 à 6 centimètres de raccourcissement apparent, nous avons trouvé comme différence de taille 11 centimètres. On peut dire que le plus souvent, cette dernière est à peu près le double de celle que l'on perçoit du côté des membres inférieurs.

Pour en finir avec les déviations à distance, un mot seulement sur les changements de direction dans la ligne des épaules.

Nous pouvons considérer, au moins très approximativement, la ligne qui réunit les deux extrémités externes des clavicules, comme perpendiculaire à la colonne vertébrale, et par suite comme parallèle à la ligne virtuelle qui réunit les deux épines iliaques supérieures ou les deux cavités cotyloïdes. Si le bassin s'incline donc, en entraînant le rachis, la ligne des épaules continuera à être parallèle à celle des deux cavités cotyloïdes, et nous devrons retrouver du côté des membres supérieurs une inclinaison de même sens et de même degré que celle du bassin.

Mais, nous avons vu que les nombreuses pièces de la colonne vertébrale se redressaient chacune individuellement, de façon que cette dernière décrive une courbe qui redresse la tête. Dès lors, la ligne des épaules entraînée dans ce mouvement se relève aussi, et alors, tantôt, et c'est le cas le plus fréquent, l'abais-

sement du moignon correspondant au côté malade persiste encore, mais à un degré moindre, tantôt, mais
plus rarement, les épaules conservent leur égalité de
niveau. Tantôt, enfin, il est possible même que, les épaules venant à correspondre à la partie supérieure de la
scoliose de la colonne vertébrale, leur direction se trouve être en sens inverse de celle du bassin.

Il suffit de se reporter à la figure decrite par le rachis pour se donner une idée très nette de ces divers cas,
en considérant la diréction prise par une droite perpendiculaire à l'une des vertébres cervicales.

Enfin, n'oublions pas que les épaules elles-mêmes
peuvent s'abaisser ou s'élever sans modification dans
la colonne vertébrale, sous l'action seule de la volonté
ou de l'instinct. Il en résulte une cause nouvelle de
modification dans les directions précedentes, dont il est
juste aussi de tenir compte.

Nous nous arrêterons là pour ce qui concerne les conséquences locales et éloignées des déformations apparentes de la coxalgie. Il nous resterait bien à dire quelques mots de la rotation. Mais son rôle est relativement très secondaire, et le mécanisme de sa compensation est connu, de sorte que nous n'aurions qu'à répéter ce qui se trouve dans tous les auteurs. Je ferai
remarquer cependant que si l'on peut, pour l'explication
théorique, considérer les mouvements de compensation
de la rotation comme se passant autour de l'axe vertical du bassin, il est loin d'en être ainsi au point de
vue de la pratique et de la réalité.

Le vrai centre de mouvement est encore ici, comme
pour toutes les autres déformations, la cavité cotyloïde

restée saine. C'est sur la tête du fémur sain que le bassin va tourner secondairement, soit en avant, soit en arrière, pour corriger une rotation première soit en dedans, soit en dehors. Dans tous les cas l'influence de la rotation est nulle au point de vue de l'allongement et du raccourcissement.

Après les déformations apparentes, il resterait beaucoup à dire sur celles qui méritent seules le nom de réelles, telles que atrophie, hypertrophie, luxation, pour ce qui est du fémur, arrêt de développement des parties molles du membre atteint de coxalgie, masqué souvent par l'hypertrophie du système adipeux qui le dissimule. Ce sont là désormais des points de clinique pure longuement étudiés déjà et qui demanderaient une expérience pathologique que nous ne pouvons avoir. Aussi notre intention est-elle de nous restreindre aux déformations apparentes ; leur nature, leur marche, leurs symptômes et leur étude, en un mot sont d'ailleurs tellement distincts de ce qui nous resterait à voir, que nous pouvons les détacher les unes des autres, sans courir le risque de laisser ce chapitre trop incomplet, en raison même de cette distinction et de cette indépendance.

DEUXIÈME PARTIE

Causes des déformations.

Après avoir étudié la partie physique et géométrique
des déformations de la coxalgie, il est naturel et logique
tout à la fois de rentrer dans le domaine de la clinique
et de chercher à quelles lésions pathologiques elles correspondent, à quelles causes anatomiques elles peuvent
être attribuées. Il est clair que, si un membre atteint de
coxalgie se place tantôt dans l'abduction, tantôt dans
l'adduction, c'est que pour chacun de ces cas il y a eu
au début une différence dans la nature de la maladie
qui se traduit ainsi par cette différence dans le symptôme.
Malgré les nombreuses hypothèses par lesquelles on a
essayé d'expliquer cette distinction, le jour est loin d'être
fait sur ce point et ce n'est point sans espérer en retirer
quelque lumière que l'on pénètre dans cette voie pour-
tant bien explorée.

Mais avant de nous y engager il est utile de faire quelques remarques générales.

D'abord il est tellement rare de voir une coxalgie non
accompagnée de déformation, que nous pouvons négli-
ger celles qui restent dans cette catégorie. Presque
toujours ce sont des affections traitées depuis longtemps,

et soumises à des appareils qui ont empêché la déviation, qui se fût caractérisée si elle avait été laissée à elle-même.

Nous ne considérons donc que les deux grandes formes suivantes :

1° Coxalgie avec allongement ;

2° Coxalgie avec raccourcissements qui correspondent, ainsi que nous le savons, la première à la position suivante : Abduction, flexion et rotation en dehors ; la seconde à un triple mouvement de flexion, adduction et rotation en dedans.

Quant aux idées de J.-L. Petit sur la succession de l'une de ces formes à l'autre, prise d'une façon absolue, elles sont reconnues fausses aujourd'hui. Il n'est point vrai que toute coxalgie dans l'adduction ait été précédée d'une période d'abduction et d'allongement. Si cette subordination se rencontre dans un grand nombre de cas, il est aussi très fréquent d'observer, surtout chez les enfants, des tumeurs blanches de la hanche qui se placent dès le début dans le raccourcissement et l'adduction. Ces faits sont plus rares chez l'adulte ; plus tard, nous en verrons le motif. Nous admettrons donc, ainsi que le démontre l'observation, ainsi que le pensent Nélaton, Malgaigne, etc., qu'il y a des coxalgies présentant l'un des deux modes précédents, dès le début même de la maladie.

Irons-nous jusqu'à dire avec Malgaigne que le mode primitif persiste pendant toute la durée de l'affection et que jamais une coxalgie dans l'abduction au début ne se place plus tard dans l'adduction. Ce serait tomber dans une autre exagération qui ne résiste pas non plus

devant l'observation. Sans doute, beaucoup de coxalgies dans l'abduction y persistent jusqu'à la suppuration et la mort ; sans doute toutes celles qui sont dans
l'adduction gardent leur mode de déformation pendant
toute leur durée ; mais nier que certaines coxalgies avec
allongement au début se transforment plus tard en arthrites coxo-fémorales avec raccourcissement, c'est non
seulement contredire l'opinion générale, c'est se placer
en opposition avec les faits et l'observation journalière.
Nous admettrons donc cette troisième variété, et nous
aurons à en expliquer le mécanisme qui viendra, ainsi
que nous le verrons, servir de vérification aux causes
premières invoquées par nous des déformations.

Enfin, pour ne point nous embarrasser dans la série
des lésions articulaires qui se rencontrent à la période
terminale de la coxalgie, telle que la luxation, l'usure
de la tête fémorale, etc, nous considérerons la maladie
tout à fait à sa période initiale et les déformations à un
moment où les lésions sont trop peu avancées pour que
la destruction des tissus puisse être invoquée comme
cause, même avec une simple apparence de raison :

CHAPITRE PREMIER.

CAUSES DE L'ABDUCTION, FLEXION ET ROTATION EN DEHORS.

Si nous voulions passer en revue toutes les théories
qui ont été inventées pour expliquer le mécanisme et

les causes de l'abduction dans la coxalgie, il nous faudrait consacrer un temps considérable à cette question. Dans leur traité, MM. Martin et Collineau l'ont abordée. Ils ont eu ainsi à discuter dans un chapitre fort long 23 hypothèses, et cette liste incomplète pourrait au moins encore être accrue des explications nouvelles qui ont été invoquées depuis l'apparition de leur livre.

Presque toutes les théories tombent devant l'examen ou l'observation. Deux seules sont admissibles et résistent à la discussion, au moins à la période de la maladie où les déformations sont seulement apparentes. Ce sont celles-là que nous allons essayer de pénétrer.

D'abord, il est bien évident que le fémur peut être maintenu dans la position précédente par la contraction d'un certain groupe de muscles. Rien n'est plus facile pour un membre sain que de se placer dans la situation pathologique que nous étudions, en faisant agir ses muscles pelvi-trochantériens et les psoas; supposons que dans la coxalgie, sous l'action de la douleur par exemple, ou de toute autre cause, le même mouvement se produise par action réflexe, nous trouvons ainsi notre déformation très bien expliquée. L'action musculaire, la contraction, peut donc, dès le début de la maladie, rendre compte de la déformation que nous considérons.

2° Indépendamment de l'action des muscles, nous trouvons pour l'expliquer une autre raison, non plus physiologique, mais d'un ordre plutôt mécanique et presque essentiellement physique; ce sont les modifications anatomiques de la cavité articulaire. Pour n'en citer qu'une, il est clair qu'une exostose se trouvant dans la cavité cotyloïde pourrait, en pressant |sur la tête du fémur, placer les membres dans l'abduction. Ce cas n'est pas impossible à rencontrer dans l'arthrite déformante. Mais, en raison même de la précocité de la déformation, en raison surtout de son mode toujours identique, les lésions anciennes et variables ne peuvent être invoquées avec la moindre apparence de raison. L'observation, l'anatomie pathologique, l'expérience et le raisonnement ont montré que de toutes ces lésions une seule pouvait être efficace. pour produire l'abduction du début, c'était l'épanchement du liquide dans la cavité articulaire. Nous nous trouvons donc en présence de deux hypothèses, la contraction musculaire, l'épanchement articulaire. Le doute ne semble plus possible entre elles après réflexion. Pour nous, la cause de l'abduction, de la flexion et de la rotation en dehors, au moins dans les cas ordinaires et récents, est l'épanchement articulaire. C'est ce que nous allons essayer de démontrer,

Deux mots seulement pour rappeler les expériences de Bonnet et Parise. Tout le monde sait aujourd'hui que l'injection d'un liquide dans la cavité de l'articulation coxo-fémorale a pour résultat de placer le membre correspondant du cadavre dans la flexion, l'abduction et la rotation en dehors, c'est-à-dire dans la position prise par la forme de coxalgie que nous étudions. « Au moment, dit Bonnet, que l'injection pénètre dans l'articulation, on voit, si le sujet sur lequel on expérimente est couché sur le dos, le fémur se soulever, se diriger dans le sens de la flexion, et arriver à faire ainsi avec la paroi antérieure un angle de 60 degrés environ, mais la cuisse n'exécute pas seulement un mouvement de demi-flexion, elle se porte constamment dans l'abduction et la rotation en dehors. » Il faut en outre remarquer que cette position que prend la cuisse reste toujours la même.

Ces expériences, qui sont réalisées sur les malades dans un grand nombre de cas par la maladie, prouve au moins déjà que l'épanchement articulaire, remplaçant ici l'injection, peut produire la déformation trouvée.

Comment ce résultat se trouve-t-il produit? Il est bien évident que la contraction musculaire est nulle dans la circonstance, puisque l'expérience de Bonnet porte sur des cadavres. Est-ce en détachant la tête du fémur de la cavité cotyloïde, ainsi que le prétend Parise? Est-ce, comme le veulent Martin et Collineau, en redressant les fibres du ligament orbiculaire dirigées de façon à produire précisément ce mouvement sur le fémur? Cette dernière raison nous semble beaucoup plus probable. N'oublions pas, en effet, que la présence de l'allongement, qui semble surtout avoir guidé J.-L. Petit et Parise dans leurs explications, s'explique géométriquement par l'abduction seule, ainsi que nous l'avons démontré plus haut. D'un autre côté, l'opinion de Martin et Collineau semble prouvée directement par ce fait que la déformation disparaît quand la capsule vient à être détruite sur le cadavre. Nous allons essayer de montrer qu'il en est de même sur le vivant, et que c'est là la grande cause qui fait dans certains cas succéder l'adduction à l'abduction, et le raccourcissement à l'allongement. Sans nous étendre plus longuement sur cette discussion longuement traitée dans le livre des auteurs que nous venons de citer, contentons nous seulement du fait incontesté, le seul qui puisse nous servir. L'influence de l'épanchement articulaire sur les mouvements de flexion, abduction et rotation en dehors.

Si nous quittons le domaine de l'expérimentation pour interroger la clinique proprement dite, nous nous trouvons en présence d'une série de preuves nouvelles, qui militent en faveur de la cause invoquée par nous.

Si nous supposons un malade atteint de coxalgie dans l'abduction, son membre est ankylosé dans la position vicieuse et chaque mouvement imprimé par le médecin élève ou abaisse seulement l'épine iliaque. Il y a donc un certain degré de contraction ou de contracture musculaire qui immobilise la hanche et il ne serait pas impossible que cette action des muscles fut la cause de la déformation. Il est facile de s'en assurer, c'est en faisant disparaître cette contraction, par le moyen connu de l'anesthésie. Soumettons le malade en abduction au sommeil chloroformique ; l'immobilisation disparaît, mais jamais le membre ne quitte sa déformation pathologique pour revenir à sa position normale si l'on a affaire à une coxalgie simple. S'il s'agit, ainsi que nous avons eu occasion de le constater l'année dernière dans le service de M. Trélat, d'une contracture d'origine nerveuse, d'une coxalgie hystérique; aussitôt toute contraction disparaît avec l'anesthésie ; mais si l'on a affaire à un enfant présentant des lésions véritables dans son articulation coxo-fémorale placée dans l'abduction, on n'obtient pour ainsi dire rien au point de vue de la déviation. Sans doute, on recouvre une facilité relative dans les mouvements que l'on peut communiquer au membre, mais toujours ce dernier laissé

Benoit. 6

à lui-même revient au degré d'abduction primitive. C'est là un fait d'observation que nous avons constaté un grand nombre de fois à l'hôpital Sainte-Eugénie. Disons immédiatement qu'il est loin d'en être ainsi pour l'adduction. Celle-ci, dans la plupart des cas que l'on essaie de réduire, toujours beaucoup plus accentuée que l'abduction, qui, au contraire, ne dépasse jamais certaines limites assez moyennes gagne toujours beaucoup par les manœuvres dirigées contre elles dans le sommeil anesthésique.

Cette différence dans le résultat final pour l'une ou l'autre des déformations prouve déjà qu'elles doivent reconnaître une cause différente, et la persistance de la déviation première dans l'abduction démontre bien qu'elle ne peut être produite par la contraction musculaire, puisqu'elle persiste quand celle-ci a cessé d'agir. On voit en revanche que les lésions articulaires non modifiées par le chloroforme peuvent expliquer ce qui se passe alors.

Cependant, on pourrait invoquer en faveur de la persistance de la déformation la rétraction pathologique des muscles ou de la capsule fibreuse. Cela est vrai à plus d'un titre, et cette raison même est la seule qui puisse expliquer le maintien de l'adduction après la mort, ou même à une période avancée de la maladie. Mais il ne peut en être ainsi pour l'abduction au début. Sans insister davantage sur ce point, comment faire intervenir avec apparences de raison cette rétraction chronique, fibreuse ou musculaire, dans le cas de rhumatisme articulaire aigu de la hanche? Au bout de vingt-quatre heures quelquefois, le membre malade est

déjà dans une abduction très marquée. Cette rapidité
de déformation ne peut évidemment être expliquée ici
que par l'épanchement articulaire ou la contraction
musculaire ; mais dans tous les cas la rétraction, lésion
fatalement lente et progressive, ne peut jouer aucun
rôle sérieux dans ces déformations si rapidement dé-
veloppées.

Un autre fait clinique est là d'ailleurs pour montrer
que ni la rétraction, ni même la contraction musculaire
ne peuvent être les agents de l'abduction dans la
coxalgie.

L'abduction, en effet, trouve à l'état sain, dans l'articulation coxo-fémorale, un champ très étendu. Nous
pouvons, sans grandes difficultés, placer nos deux
membres inférieurs dans une situation voisine de la
ligne horizontale, et réaliser presque le grand écart.
Au contraire, le mouvement inverse, l'adduction, est
relativement limité dans la même articulation. Il résulte de là que si l'abduction reconnaît pour cause,
comme l'adduction, la contraction ou la rétraction musculaire, ces dernières étant fatalement progressives,
devront exagérer, dans la période d'augment de la maladie, la déformation primitive et placer le membre
dans une abduction de plus en plus accentuée. Nous
verrons qu'il en est ainsi pour l'abduction. Par conséquent, en vertu de la facilité plus grande de mouvement,
l'abduction devrait dépasser de beaucoup les limites de
cette dernière, et croître progressivement comme elles.
Or, il n'en est pas ainsi, l'observation clinique nous
montre en effet que l'abduction n'est jamais très marquée ; jamais le **degré** d'allongement ne parvient à

atteindre celui de certains raccourcissements. En outre
l'abduction de la coxalgie se produit vite et reste sta-
tionnaire. Dès les premiers temps de la maladie, elle
atteint un maximum qu'elle ne dépasse plus, même si
la maladie suit une marche mauvaise. Dans certains
cas même, c'est dès les premiers jours qu'elle arrive à
ce point culminant; mais une fois cette limite atteinte,
les symptômes généraux ont beau s'aggraver, la déformation ne la dépassera plus. Au contraire, il y a plutôt,
ainsi qu'on le sait, tendance vers le mouvement inverse,
c'est-à-dire vers l'adduction et le raccourcissement.

Incompatible avec l'idée de contraction musculaire
comme cause de l'abduction, cette marche de la déformation s'explique naturellement par la théorie de l'épanchement articulaire. Ce dernier croît rapidement dans
les premiers temps, surtout s'il s'agit de coxalgie rhumatismale. Mais il atteint promptement une limite que
la tension de la capsule ne peut dépasser. C'est précisé·
ment le degré qui correspond au maximum d'injection
de l'expérience de Bonnet et Parise. Or, la déformation est pour ainsi dire absolument la même dans les
deux cas, sauf peut-être la flexion plus marquée sur le
cadavre que chez le vivant, qui a aussi à tenir compte de
l'action [de la pesanteur, puisque, pour ainsi dire toujours il a marché au début de la maladie, et qui de plus, a
une tendance instinctive à lutter contre la déformation.
Non seulement donc la contraction musculaire n'agit
pas chez lui dans le sens de l'abduction, mais il est plus
que probable qu'elle agit dans une direction inverse, et
qu'elle vient lutter contre l'action de l'épanchement et
le redressement des fibres de la capsule.

Une fois donc cette limite atteinte, alors s'arrête le mouvement d'abduction, qui ne pourrait que s'exagérer, s'il était le fait de la contraction.

Des preuves naturelles en faveur de notre hypothèse nous sont fournies aussi par la marche de la maladie et de la déformation. De deux choses l'une, ou la maladie arrêtée dans son cours, après avoir entraîné un certain degré de déviation compatible avec le maintien des éléments de l'articulation, va décroître et guérir, ou elle va évoluer jusqu'à ce qu'il ne reste plus rien pour ainsi dire de l'articulation coxo-fémorale,

Dans le premier cas, si le malade, sous l'influence du repos et du traitement, tend vers la guérison, l'épanchement doit diminuer, et la déformation, après avoir subi un temps d'arrêt, va suivre aussi une marche décroissante. Or, tout le monde sait qu'il est heureusement très fréquent de voir un membre de coxalgique qui présentait au début plusieurs centimètres d'allongement sortir au bout de quelques mois de la gouttière de Bonnet en mesurant une longueur à peu près égale à celle du membre sain. En un mot, les conditions de l'expérience de Bonnet venant à disparaître, il en est de même aussi de leurs conséquénces physiques. On pourrait avec raison prétendre qu'il en serait de même au point de vue de la marche de la déformation, si celle-ci reconnaissait pour cause la contraction musculaire. L'inflammation venant à guérir, cette dernière disparaîtrait ainsi sensiblement et avec elle la déviation. Cela est vrai ; aussi ne pouvons-nous tirer aucun argument de cette forme de la maladie. il n'est cependant point oiseux de montrer que la marche de la guérison ne vient

point contredire notre hypothèse, mais l'évolution inverse, c'est-à-dire l'aggravation des symptômes et des
lésons, et ses conséquences sur les déformations, va
nous être d'un poids beaucoup plus grand au point de
vue de notre hypothèse.

Voyons d'abord ce qui se passe du côté de l'articulation, quand l'épanchement longtemps comprimé a
une tendance à s'exagérer. N'oublions pas que nous
nous trouvons alors en présence d'une articulation malade, de ligaments enflammés et ramollis, et dès lors
nous pouvons prévoir ce qui va survenir. La capsule
va céder soit brusquement, soit lentement ; dès lors les
conditions dynamiques vont se trouver proportionnel-
lement modifiées et des changements consécutifs, faciles
à prévoir, vont devoir se passer du côté du membre.
Voyons si la clinique vient confirmer ce que donne la
théorie avec l'hypothèse de l'épanchement comme cause
première de la déformation.

A ce propos je ne puis mieux faire que de rapporter
l'observation suivante, que j'ai pu suivre pendant six
mois dans le service de M. le professeur Gosselin, à l'hôpital de la Charité. Il s'agit d' un petit malade de dix-
huit ans qui occupa pendant les premiers mois de l'année 1879 le lit n° 1 de la salle Sainte-Vierge. Il entra
à l'hôpital pour une coxalgie dont le début remontait
à deux ans. Après des alternatives dans la marche elle
avait empiré notablement et entraîné le membre inférieur gauche dans une abduction très-marquée. L'articulation de la hanche, très douloureuse à la pression,
offrait de l'empâtement profond, mais sans trace d'abcès ni de collection liquide perceptible dans les parties

superficielles. Pendant les trois premiers mois de séjour, malgré le repos, malgré le traitement local, les symptômes de douleur, d'allongement, se maintinrent avec la même intensité. Dans les derniers jours de mars, un changement assez brusque se manifesta sans cause apparente. L'allongement du membre diminua notablement. En même temps un symptôme grave apparut. Une collection fluctuante se montra au niveau du triangle de Scarpa, dans les parties superficielles de la cuisse. M. Gosselin fit ajouter alors sur la pancarte où il a l'habitude de noter ses diagnostics celui de *péricoxalgie*. En même temps, il fit appliquer de l'iode sur la collection, qu'il traita comme un abcès froid dont il essaya de provoquer la résorption. Contrairement à ce qu'on eût pu attendre en voyant un abcès apparaître, une détente se produisit dans les symptômes généraux. La fièvre ne se montra pas, les douleurs diminuèrent instantanément, et l'allongement disparut presque complètement. L'amélioration ne fit que s'accentuer. En même temps la collection liquide, au lieu de tendre vers la production d'une fistule, se résorba peu à peu. Le 15 juillet le malade était presque guéri. Le membre gauche ne différait en allongement de son congénère que d'un centimètre; les mouvements imprimés au membre se passaient non plus dans les vertèbres, mais dans l'articulation coxo-fémorale; cependant il restait encore un peu de liquide dans le triangle de Scarpa, mais cette collection tendait à diminuer de plus en plus. Dans tous les cas, elle était toujours superficielle. Deux mois plus tard le malade, presque complètement guéri, quittait l'hôpital.

Cette observation est remarquable à plus d'un titre.

1° Amélioration coincidant avec l'apparition superficielle d'une collection liquide.

2° Revirement dans le sens de la déformation coïncidant avec la naissance de cette même collection. Je ferai remarquer en passant que ce diagnostic du siège de cet épanchement n'est pas seulement de moi. Cette péricoxalgie s'appuie sur la haute compétence de M. le professeur Gosselin, qui l'admit, comme nous l'avons vu ; quant à la diminution dans l'abduction et dans l'allongement, il suffisait d'un coup d'œil pour la constater.

Il est clair que cet ensemble de faits ne peut s'expliquer que de la manière suivante, Notre jeune malade était atteint depuis deux ans d'une coxalgie n'ayant encore lésé que les parties molles. Sous l'influence de la marche et de la fatigue, une poussée assez aiguë s'était faite dans l'articulation, les jours qui précédèrent son entrée à l'hôpital. Celle-ci s'était trouvée de plus en plus tendue sous la pression du liquide épanché devenu plus abondant. Le membre s'était placé dans l'abduction maxima, et les douleurs étaient devenues très vives. A un moment donné, la capsule cède, sans doute il s'y fait une simple éraillure, et une partie de l'épanchement fuse entre les muscles, dans le tissu cellulaire de la cuisse. Si c'est l'action de l'épanchement sur la capsule qui provoque l'abduction, une conséquence forcée de cette ouverture doit être une diminution notable et rapide dans cette dernière, et par suite dans l'allongement ; c'est précisément ce que l'on a pu constater. La déformation a disparu à mesure que l'articulation se rapprochait de son état normal. Il en a été de même de la douleur due, au moins en grande partie, à la distension de la capsule.

Cette observation, assez rare par ce fait d'une amélioration coïncidant avec une collection superficielle et une déchirure de la capsule, vient donc ici jouer le rôle d'une véritable expérience sur le vivant faite dans le but de démontrer l'action de l'épanchement sur la production de l'allongement et de l'abduction.

Avant de la quitter disons quelques mots aussi sur cette marche anormale d'une collection communiquant avec une articulation atteinte d'arthrite chronique et qui se résorbe. D'après la marche ultérieure, d'après l'ensemble des symptômes généraux qui apparurent alors, il est à peu près possible d'affirmer que cette collection n'était point purulente, mais seulement séreuse. Dès lors, si l'on pouvait faire un diagnostic exact de ces sortes de cas, on en déduirait peut-être une conséquence thérapeutique. Il semble qu'il y aurait intérêt dans certaines coxalgies où l'épanchement encore séreux et trop abondant joue un rôle prépondérant, dans les douleurs et les déformations à soustraire de la cavité articulaire une partie de ce liquide, au moyen de procédés inoffensifs, tels que les ponctions sous-cutanées et capillaires, avec l'aspiration. Il est clair que dans le cas qui nous occupe une ponction faite avant la détente eût pu amener les mêmes avantages que la déchirure sous-cutanée de la capsule. D'un autre côté, cette ponction eût peut-être introduit des causes de danger étrangères, et donné un coup de fouet nouveau à l'inflammation. Il y aurait donc lieu de discuter l'opportunité de cette intervention. Mais je me garderai de me lancer dans cette voie en dehors de mon sujet, et pour laquelle je ne pourrais avoir l'autorité suffisante. Je devais seulement montrer cette indication, qui réside dans une abduction maxima de la cuisse malade accompagnée de douleurs violentes de l'articulation, sans abcès ni collection fluctuante superficielle. Disons enfin que cette aspiration a été pratiquée avec succès pour des cas assez voisins dans l'hydarthose de la hanche.

Mais revenons aux déformations. S'il est assez rare de voir une déchirure de la capsule suivie d'une amélioration immédiate dans la gravité des symptômes, et d'une guérison relativement prompte, d'un autre côté, cette déchirure coïncidant avec une aggravation de la maladie et une tendance vers la suppuration et la fistule est un fait malheureusement trop fréquent dans la clinique. Là ausi nous allons trouver des faits qui viennent confirmer encore notre hypothèse. D'une manière générale, si c'est la pression du liquide intra-articulaire qui est cause de l'abduction et de l'allongement, quand cette pression vient à disparaître, soit que l'arthrite aille mieux, soit qu'elle s'aggrave, dans l'un et l'autre cas, l'abduction et l'allongement doivent disparaître ou tout au moins diminuer. Voyons si nous trouvons un résultat pareil dans l'observation clinique.

Tout le monde sait, surtout depuis Boyer qui en faisait une loi générale, qu'un certain nombre de coxalgies se placent dans l'abduction et l'allongement au début ; puis, au bout de quelque temps, la maladie faisant des progrès, la déformation au lieu de s'accentuer comme les lésions, rétrograde quelquefois brusquement, et même très souvent fait place à une adduc-

tion très marquée et progressive. La plupart des coxalgies suppurées,c'est-à-dire de celles dans lesquelles
l'articulation en temps que cavité close n'existe plus
se trouvent être dans une adduction quelquefois très
marquée, suivie même de luxation de ce qui reste de la
tête du fémur, après avoir offert pendant longtemps
au début de l'allongement et de l'abduction.

Cette marche de la déformation, qui paraît anormale au premier abord, et qui ne pourrait trouver
d'explication si l'en faisait de la contraction musculaire la seule cause des déformations, semble au contraire logique et naturelle avec notre hypothèse. En
effet, au début ces coxalgies, primitivement osseuses
ou capsulaires, peu importe, ont entraîné après elles
la formation d'un épanchement notable. Dès lors, il y
a eu abduction et allongement. Puis la maladie pro-
gressant, la capsule finit par être détruite. La cause
qui présidait à l'abduction disparaissant, il doit en être
de même de cette dernière et de l'allongement. Rien ne
vient donc plus contre-balancer les autres causes qui
peuvent agir sur le membre, et en particulier la contraction musculaire, que nous allons voir bientôt jouer
un rôle essentiel dans l'abduction. Entraîné donc par
elle seule, le fémur suit peu à peu l'action de cette force
nouvelle non contre-balancée, et vient progressivement
se placer dans cette adduction considérable qui est la
règle dans la plupart des coxalgies suppurées à leur
dernière période.

La vérité de cette explication est encore prouvée par
les détails et la diversité de ces changements. Il peut
se présenter deux cas : ou l'articulation se détruit in-

sensiblement et la tension articulaire diminue lentement, ainsi que l'abduction. c'est là le cas ordinaire ;
ou l'articulation est brusquement détruite et l'allongement disparaît de même. Ces derniers faits sont aussi
assez faciles à rencontrer ; mais il en est quelques-uns
qui sont comme interprétation à l'abri de toute hésita-
tion, et qui dès lors ont toute la valeur d'une expérience de physiologie pathologique. Tel est entre autres le suivant :

Il s'agit d'une observation de M. Marjolin, publiée dans
la Gazette des hôpitaux de l'année 1867.

Une jeune fille de 17 ans entre à l'hospice Sainte-Eugénie le 17 décembre 1867.

Bien portante antérieurement, elle est prise le 14 décembre d'un frisson très intense et de douleurs très vives dans l'articulation coxo-fémorale. Le 17, M. Marjolin appelé à l'examiner dans le service de son collègue où elle avait été reçue comme atteinte d'une affection médicale, constate les symptômes suivants : membre très fortement fléchi, *écarté* et en rotation en dehors. C'est la position que nous étudions. Pli de l'aine
effacé par une tuméfaction due à une vaste collection
purulente profonde. M. Marjolin pratique une large ouverture, il en sort une quantité considérable de pus :
immédiatement une détente se produit dans la déformation ; la flexion disparaît en partie, ainsi que la rotation et l'abduction. M. Marjolin ajoute même que le
membre a une tendance à se porter dans l'abduction.
L'enfant se trouve un peu soulagée surtout au point de
vue de la douleur, mais les symptômes généraux persistent et l'enlèvent au bout de quelques jours. A l'au-

topsie on constate, ainsi que le diagnostic en avait été porté, qu'il s'agit d'une ostéo-myélite épiphysaire. La tête du fémur est complètement détachée et l'articulation détruite.

Cette observation a pour nous au point de vue des causes des déformations la valeur absolue d'un fait expérimental conçu tout exprès pour défendre notre hypothèse.

Qu'avons-nous en effet au début de la maladie ? Une articulation considérablement distendue par le pus, et encore intacte, puisque la collection est profonde, et qu'il n'y a rien de fluctuant superficiellement. Dès lors, nous trouvons réalisées les conditions de l'expérience de Bonnet. Il est tout naturel que le membre se place dans la position classique, c'est-à-dire en abductions, rotation en dehors et flexion. Puis vient l'incision. Le coup de bistouri entraîne une modification complète des symptômes ; mais au point de vue des lésions une seule chose se trouve modifiée, la capsule articulaire et l'épanchement. Tandis que les muscles restent ce qu'ils étaient, la cavité articulaire cesse d'exister, et la pression du liquide intérieur d'agir sur les fibres du ligament orbiculaire. Comme aussitôt la déformation disparaît, il est juste de faire de cette action du liquide la cause première de l'abduction et de la flexion.

Si nous comparons cette observation à la précédente, c'est-à-dire à celle du petit malade de service de M. Gosselin, nous voyons qu'au point de vue de la déformation elles se se comportent d'une façon identique avec quelques variétés seules dans les détails. Dans l'un et l'autre cas il y a d'abord un épanchement considérable dans une articulation conservée. En même temps, la déformation du membre est identique. Puis dans chacun d'eux il y a ouverture de l'articulation suivie de changement immédiat dans le sens de la position vicieuse. Dans un cas, celui de M. Marjolin, la déchirure est large, soudaine, et la disparation de l'abduction est aussi brusque. Dans l'autre, cette ouverture semble plus étroite, et la sortie du liquide moins immédiate, il en est de même des modifications de l'attitude du membre. Mais, quoi qu'il en soit, ces deux faits sont la confirmation manifeste de l'opinion qui fait de l'épanchement articulaire et de la tension de la capsule par le liquide, la cause qui préside à l'abduction, à la flexion et à la rotation en dehors.

Avant de quitter cette observation, mentionnons seulement, car nous allons reprendre plus loin cette question, qu'il s'agissait manifestement ici d'une coxalgie d'origine osseuse, puisque l'autopsie montra une ostéomyélite suraiguë de la tête du fémur. Il n'est donc point vrai de prétendre comme l'ont fait Martin et Collineau que la coxalgie d'origine osseuse débutait par l'abduction et s'y maintenait. Nous verrons dans le chapitre suivant ce qu'il faut garder de cette hypothèse, et en quoi elle est jusqu'à un certain point en rapport avec la réalité.

Une objection à l'explication de l'abduction que nous donnons pourrait au premier abord être tirée des faits suivants, qu'il nous reste à voir. Il y a un certain nombre de coxalgies dans l'abduction, bien qu'elles soient suppurées, bien que l'état de destruction de la capsule ne soit point douteux. Il semble donc pour ces cas au moins qu'il faille chercher la cause de la déformation ailleurs que dans l'action du liquide sur le ligament capsulaire. Il suffit de réfléchir à ce qui se passe dans ces circonstances pour la faire rentrer dans la loi générale. En effet ces coxalgies sont de dates très anciennes ; longtemps leur capsule est restée complète et l'abduction s'expliquait alors naturellement. Mais sous l'influence de la persévérance de [la déviation des modifications de texture se sont passées dans les muscles ; et à la longue il en est résulté une sorte de rétraction qui maintient l'abduction secondairement, alors même que la cause qui l'a produite au début a cessé d'exister. Cette rétraction a d'autant plus de raison d'être que toute coxalgie, quelle qu'elle soit, s'accompagne de contraction des muscles. Sans doute, ce n'est point elle qui produit l'abduction ; mais il serait absolument contraire à la vérité de la mettre en doute. Nous reviendrons du reste dans quelques instants sur sa nature et sur ses effets.

Ainsi donc, si nous résumons les raisons qui nous autorisent à considérer l'abduction comme produite par l'épanchement articulaire, nous trouvons :

1° L'expérience de Bounche ;

2° La persistance de la déformation quand la contracture musculaire a disparu, soit par l'anesthésie, soit après la mort ;

3° La limite maxima restreinte qu'atteint très vite l'abduction, bien que l'articulation soit susceptible d'un degré beaucoup plus grand sous l'influence de l'action musculaire ; limite qui est celle que l'on obtient dans l'expérience de Bonnet ;

4° La marche rétrograde que suit l'abduction, à mesure que l'on peut soupçonner la disparition de l'épanchement ;

5° La disparition brusque quand ce dernier cesse
brusquement d'agir, soit après une opération, soit
après déchirure naturelle de la capsule.

Jusqu'ici nous n'avons pour ainsi dire raisonné que
par induction, laissé de côté la statistique et l'observation clinique pure. De ce côté, cependant, nous devons
trouver aussi des faits nombreux à l'appui de notre
théorie et qui viennent contrôler en quelque sorte nos
raisonnements précédents, comme l'expérience dans
les déductions de la physique mathématique.

Il y a dans les affections de l'articulation coxo-fémorale un certain nombre de maladies dans lesquelles
l'arthrite capsulaire et l'épanchement viennent jouer
le rôle capital. Il est clair que si notre hypothèse est
juste, nous devons trouver toujours dans ces sortes de
cas de l'abduction et de l'allongement apparent du
membre. C'est en effet les résultats que nous donne
l'observation.

Prenons entre autres, les arthrites séreuses, et en
particulier celles qui sont sous la dépendance du rhumatisme articulaire aigu. Alors, un épanchement très
abondant et très rapide, venant à se produire avec des
lésions de l'articulation relativement superficielles,
nous devons trouver toujours le membre malade dans
l'abduction, c'est en effet une règle absolue. J'ai pu
observer dans ces dernières années un grand nombre
de ces faits. Je me contenterai de rappeler les observations suivantes :

X..., âgé de 10 ans, entre à l'hôpital Sainte-Eugénie, où il occupait le premier lit des casernes, avec tous les signes d'une coxalgie suraiguë droite : Pendant quelque temps, M. Lannelongue croit à une ostéo-myélite, la fièvre est très élevée, le membre est dans l'abduction maxima. Il y a allongement de 5 centimètres.

Troïs jours après le diagnostic rhumatisme est confirmé par l'invasion des autres articulations. Le malade guérit après trois mois de séjour ; mais en conservant un peu d'allongement, et une grande raideur articulaire. L'ankylose de la hanche, est en effet, la terminaison très fréquente du rhumatisme qui envahit l'articulation coxo-fémorale.

Petite fille que j'ai observée avec mon collègue Talamon dans le service de M. Triboulet, en 1878. Rhumatisme articulaire aigu fixé sur la hanche. Abduction très prononcée, ce qu'il y a de remarquable chez cette enfant, c'est qu'en raison de la douleur et de la rapidité de la maladie locale, le bassin n'a essayé aucune compensation. Les deux épines iliaque sont sur la même ligne perpendiculaire à l'axe du tronc. Mais la jambe droite saine s'est rapprochée de la malade ; il en résulte un allongement de 4 centimètres environ de cette dernière, malgré la non inclinaison du bassin.

Femme du service de M. Trélat. Rhumatisme articulaire aigu ayant débuté par le genou, fixé sur la hanche gauche. Impuissance absolue du membre. Douleur très vive. Allongement de 5 centimètres. Repos dans la gouttière de Bonnet. Au bout de trois mois, guérison.

Benoit.

7

La jambe a recouvré à peu près sa longueur normale ;
il reste un peu d'ankylose. Nous pourrions multiplier
d'une façon infinie ces observations. Mais, ces exemples
suffisent pour ce qui est de l'arthrite rhumatismale.

Celles-ci ne sont pas les seules dans lesquelles l'é-
panchement est appelé à imprimer son cachet à la déformation. Telles sont les entorses de la hanche, et l'é-
panchement qui accompagne un traumatisme violent
de l'articulation. En voici deux exemples frappants :

X..., âgé de 11 ans, s'est trouvé pris par le pied droit
dans les barreaux d'un escalier ; il est resté ainsi sus-
pendu quelque temps ; et en outre, on a fait subir à la
hanche des tiraillements assez violents pour la retirer.
Il entre le soir à l'hôpital Sainte-Eugénie, la jambe est
dans l'abduction, la flexion et la rotation en dehors, à
tel point qu'un de nos collègues pensait à une luxation.
En raison de la douleur du gonflement de la région
articulaire, je pensais qu'il allait survenir ici une coxalgie suraiguë, peut-être même une ostéite de la tête du
fémur. Heureusement pour l'enfant qu'il s'agit simplement d'une entorse. Au bout de huit jours de repos,
tout était rentré dans l'ordre, sans qu'il restât ni allongement ni ankylose.

J'insiste sur point essentiel ici ; l'abduction qui
avait accompagné cette lésion traumatique de peu
de durée.

Un fait analogue est emprunté par Martin et Collineau à Le Sauvage de Caen. Un jeune homme de 29 ans

est pris, après une longue marche, de douleurs aiguës
dans la hanche. Élongation bien imprimée. La résolu-
tion se fit complètement. Au sixième jour, il n'y avait
plus d'allongement. Le membre avait repris ses fonctions.

Enfin, il est un dernier ordre de faits dans lesquels l'épanchement joue aussi le rôle capital. Ce sont
les hydarthroses de la hanche. Sans doute cette dernière maladie est assez difficile à reconnaître et à sépa-
rer complètement des arthrites subaiguës ordinaires.
Mais, d'après Masse (effets des attitudes dans les arthropathies) Montpellier médical, 1877, l'hydarthrose
de l'articulation coxo-fémorale produit l'abduction, la
flexion et la claudication.

Ainsi donc l'expérience, le raisonnement, l'observation, démontrent d'une façon évidente, qu'un épanchement articulaire de la hanche, de quelque nature qu'il soit
séreux ou purulent, pourvu que la capsule soit conservée, a une tendance à placer les membres correspondant dans l'abduction, la flexion et la rotation en dehors.

Si donc, cette influence existe seule ou si son action
est manifestement dominante, ce sera la position prise
par le membre dans cette forme de coxalgie.

Si l'articulation vient par hasard à être soumise à
une autre force capable de modifier le sens de la déformation due à la contracture, telle que la contraction
musculaire, par exemple, il y aura lutte, et la situation
définitive sera la résultante de ces deux puissances.

Si les circonstances anatomo-pathologiqnes rendent

nulle l'influence de l'épanchement, s'il s'agit par exemple, d'une affection de l'os, au début sans quantité notable de liquide dans l'article; on conçoit que son action au point de vue de la déformation soit nulle, mais c'est là un résultat que nous ne faisons que présenter ici, et que nous étudierons en détail dans le chapitre suivant.

Nous venons de prononcer pour la première fois le mot de contraction musculaire, après avoir montré que ce n'était point elle qui présidait à l'abduction. Mais il serait absolument faux de ne lui faire jouer aucun rôle, dans cette forme de coxalgie et on serait incomplet en la passant sous silence. Considérons en effet, un membre atteint de coxalgie dans l'abduction, ce membre est immobilisé dans la situation où l'a mis l'épanchement, il y a ankylose, dès le début même de la maladie, avant que toute lésion osseuse ou fibreuse puisse expliquer cette immobilisation. Cette ankylose est donc musculaire, réflexe, et la preuve c'est qu'elle disparaît en partie sous l'action du chloroforme. C'est de cette contraction qui n'a rien à voir dans la cause première de la déformation, qui ne sert qu'à la fixer en quelque sorte, dont nous devons dire quelques mots.

Le but de cet immobilisation de l'articulation enflammée est bien facile à saisir. Le moindre mouvement étant le point de départ de douleurs violentes, le malade instinctivement prévient les souffrances en raidissant l'article pour s'opposer autant que possible à leur production fortuite, et pour diminuer leur étendue. C'est une loi générale de toute arthrite, que cette contraction de tous les muscles capable de fixer l'articulation qui en est le siège. C'est elle qui immobilise la jointure dans le rhumatisme articulaire aigu. C'est elle aussi qui met un frein à la facilité de mouvement de la colonne vertébrale dans le mal de Pott et qui préside en outre aux déformations éloignées. Mais cette contracture qui accompagne l'arthrite a un caractère bien net, c'est qu'elle porte sur l'ensemble des muscles et non point sur un groupe particulier agissant dans le même sens, capable en un mot d'entraîner le membre de ce côté. Cette remarque importante s'applique à tout l'ensemble du système articulaire. Une arthrite généralisée d'une articulation quelconque, placera les surfaces articulaires dans une situation déterminée, souvent normale, quelque fois, comme nous venons de le voir pour la hanche, modifiée, mais par l'action physique du liquide ; puis viendra la contraction musculaire destinée à prévenir les douleurs des mouvements, qui immobilisera la jointure dans la position pathologique primitive.

Examinons en effet ce qui se passe dans l'arthrite généralisée la plus nette, la plus aiguë et la plus douloureuse dans le rhumatisme articulaire aigu. Chez tous les individus, sauf pour la hanche, et un peu pour le genou, les déformations des membres sont pour ainsi dire nulles ; elles ne portent que sur le gonflement dû à la fluxion. Tout au plus remarque-t-on que l'articulation choisit de préférence la situation où son volume est maximum. Mais si nous venons à essayer d'imprimer des mouvements à ces mêmes articulations, nous constatons aussitôt que nous avons à lutter contre une résistance considérable, qu'elles sont fixées dans cette attitude, et que la force qui les retient [s'exagère même avec nos efforts, tout en restant absolument symétrique, c'est-à-dire incapable d'entraîner le membre dans un sens ou dans un autre.

Ainsi donc, si nous voulons résumer ce qui se passe dans une arthrite aiguë mono ou poly-articulaire, nous dirons : La douleur étant uniformément répandue sur toute la synoviale, il n'y aura point au début de contracture isolée de certains muscles, capable d'entraîner le membre dans une situation anormale; mais bientôt l'épanchement venant à se produire, placera les surfaces dans une situation bien définie et constante. En même temps une contraction générale de tous les muscles s'établira autour de l'articulation, dans le but de lui éviter le moindre mouvement, et par suite la moindre aggravation dans la douleur.

En appliquant cette loi à la coxalgie, nous avons l'explication nette et la marche évidente de la déformation que nous étudions. Mais je crois qu'il peut être utile d'appeler un instant l'attention sur cette contracture secondaire de muscles, ou plutôt sur son action au point de vue d'un symptôme pour ainsi dire constant au début de toute coxalgie, la douleur du genou.

On a essayé de l'expliquer par un certain nombre de raisons peu convaincantes, et d'autant moins probables qu'elles ont été plus nombreuses. Telle est la propagation de l'inflammation par l'intermédiaire du corps du fémur, etc., etc..

Ces explications tombent presque toutes devant la marche du symptôme et son mode d'apparition. Il me semble qu'il est beaucoup plus naturel de subordonner cette douleur à la contracture permanente des muscles et en particulier du triceps. Ce dernier étant en effet en contraction, ainsi qu'il est facile de s'en assurer dans toute coxalgie, attirera en haut la rotule, et en outre la comprimera contre la surface antérieure des condyles du fémur. Dans toute arthrite de lahanche on trouve en effet la rotule immobilisée, incapable de se déplacer sous l'action de la main, fixée en un mot par cette action du triceps. Il est naturel de supposer dès lors que cette pression ne pourra durer longtemps sans imprimer son cachet douloureux à la synoviale. Tout le monde connaît la sensibilité exquise de cette membrane à la moindre pression et la douleur atroce qui accompagne celle qui se produit sous l'action des corps étrangers interarticulaires. Ce serait une influence du même genre, moins aiguë, mais plus constante en raison même de la nature de la cause première, qui expliquerait cette douleur du genou. D'un autre côté, elle est initiale, parce que la contracture est elle-même un phénomène du début. Plus tard elle disparaît, parce que sous l'influence de la durée de la compression, l'élément sensible de la synoviale s'émousse, et ses qualités tactiles disparaissent.

Telle est pour nous l'action primitive et secondaire de la contracture dans la forme de coxalgie que nous venons de passer en revue. Elle nous sert d'intermédiaire naturel pour le chapitre suivant, où nous allons voir que son influence est capitale à tous les égards, surtout au point de vue de la forme même de la déformation.

CHAPITRE II.

ADDUCTION, FLEXION ET ROTATION EN DEDANS.

Après avoir démontré dans la première partie de notre travail que l'adduction entraînait géométriquement le raccourcissement, et l'abduction l'allongement du membre, sans avoir besoin de recourir aux lésions atrophiques ou hypertrophiques du squelette, nous sommes amené maintenant à rechercher, non plus les causes de raccourcissement, mais seulement celles de l'adduction. En un mot, nous avons fait un pas vers la nature première de la maladie en considérant non pas le raccourcissement qui est un effet mais l'adduction qui en est la cause première. Sans doute le raccourcissement peut être entretenu, augmenté même par des lésions permanentes des surfaces articulaires, telles que la fonte de la tête du fémur, ou des troubles graves dans le rapport de ces mêmes surfaces, tels que les luxations spontanées. Il est donc bon de rappeler ici un ensemble de faits sur lesquels nous avons déjà insisté, c'est que ces lésions graves et profondes ne sont point une règle absolue ; qu'elles manquent assez souvent ; et même quand elles existent, la maladie en est arrivée à une période extrême. Cette époque de la coxalgie a été longtemps précédée d'un ensemble de troubles fonctionnels en quelque sorte ; les éléments essentiels de l'articulation étaient encore pour ainsi dire intacts. Les surfaces osseuses, malades déjà sans doute, avaient au point de vue physique conservé leur aspect et leur longueur; la tête du fémur était encore entièrement contenue dans la cavité cotyloïde. C'est de cette période, où les déformations méritent le nom d'apparentes, que nous allons nous occuper. Ce sont les seules que nous ayons déjà considérées, en outre, ce sont les plus importantes; car, en raison de leur précocité, elles montrent nettement la marche et l'évolution des déformations, réelles, secondaires et subordonnées à celles que nous considérons.

Nous laisserons donc absolument de côté toutes les explications anatamo-pathologiques de l'allongement qui reposent sur des lésions des éléments articulaires. La plupart de ces hypothèses sont d'ailleurs tombées aujourd'hui dans l'oubli. On les retrouvera mentionnées et discutées dans un chapitre du livre de MM. Martin et Collineau. Rappelons seulement que l'opinion de J.-L. Petit, qui faisait du raccourcissement un symptôme d'une seconde période de la maladie, toujours symptomatique, de la luxation, est démontrée fausse aujourd'hui, d'un côté par la fréquence aujourd'hui banale des coxalgies qui débutent par le raccourcissement, de l'autre par les autopsies. Il y a des observations nombreuses dans lesquelles on mentionne jusqu'à dix centimètres de raccourcissement, et dans lesquelles on trouve des surfaces conservées, comme forme et comme situation.

L'adduction du membre et le raccourcissement qui en est la conséquence géométrique ne peuvent donc point se trouver expliqués par des lésions des solides.

Il ne nous reste plus, comme pour les cas précédents, que deux causes à invoquer : l'épanchement articulaire, ou la contraction musculaire. Le doute n'est pas posqqıse entre ces deux hypothèses. L'influence de l'épanchement ne trouve en effet aucun argument en sa faveur, puisque l'expérience, l'observation, la marche de la collection, prouvent que sous cette action le membre malade se place dans la position opposée, dans l'abduction. Nous ne répéterons point ici les arguments que nous avons abordés en détail dans le chapitre précédent. Ils sont trop précis pour qu'à priori on ne soit point autorisé à rejeter cette cause comme impuissante à produire l'adduction. Nous sommes donc amené déjà par exclusion à considérer la contraction musculaire comme étant le seul agent de la déformation qui nous occupe.

Remarquous à priori que son influence est très rationnelle. Rien n'est plus facile sous l'action de la volonté que de contracter les muscles de la région interne de la cuisse de façon à placer le membre dans la situation classique de la coxalgie avec adduction. Nous connaissons même les muscles qui agissent en pareil cas. Ce sont surtout les adducteurs, dont la force est considérables et qui unissent leur effort à celui des fléchisseurs. Voyons si cette contraction possible est confirmée par l'observation clinique, par le raisonnement et par la marche de la maladie.

D'abord elle est évidente à l'examen direct seul, dans un grand nombre de cas, là surtout où l'adduction est prononcée. Un examen attentif, le palper surtout, permettent de reconnaître que les adducteurs sont durs, tendus comme de véritables cordes ; souvent cette tension est douloureuse. Elle le devient surtout si on essaye par des mouvements opposés à essayer de l'exagérer encore. Enfin cette contraction qui dessine les muscles peut, par la sensation, ressortir davantage encore, si on compare ceux qui en sont le siège aux muscles de la face externe de la cuisse et même au triceps.

Pour confirmer cette opinion, je citerai seulement l'exemple suivant :

X..., âgé de 60 ans, entre le 15 juillet 1879 dans le service de M. Trélat pour une affection de la hanche gauche. Le membre est fortement porté dans l'adduction avec raccourcissement, par suite de coxalgie, ou plutôt d'arthrite sèche, avec hypertrophie déjà très marquée du grand trochanter. Ce qui frappe surtout chez ce malade, c'est une saillie dure, très nette, qui part de l'épine iliaque, descend vers la face interne de la cuisse, jusqu'au condyle, et semble à première vue d'une dureté presque osseuse. Un examen plus sérieux permet de reconnaître que l'on a devant soi le muscle couturier. Il en est de même des adducteurs et du droit interne, qui ont une rigidité identique. Le triceps est aussi contracturé, mais à un degré moindre: cependant la rotule est fortement attirée en haut et appliquée contre le tibia et les condyles. C'est peut-être la cause des douleurs que le malade a éprouvées dans le genou. Les fessiers ont en revanche leur tonicité et leurs sensation normale. On soumet le malade au chloroforme, et, sous l'influence de l'anesthésie et du sommeil, la contraction disparaît presque entièrement. Dans tous les cas, les muscles de la partie interne de la cuisse recouvrent pres-

que leur souplesse normale ; l'adduction est en grande
partie possible à corriger, et quelques mouvements communiqués sont rendus à l'articulation. Il reste cependant toujours de l'adduction, sans doute à cause de la
rétraction.

J'ai choisi de préférence cet exemple, d'abord parce-
que la nature même de la maladie prouve que l'épanchement articulaire devait être nul ou tout au moins de
peu d'importance, et ensuite parce que la contraction était
tellement dessinée, qu'elle n'était point un instant dou-
teuse pour ceux auxquels il était donné de voir le malade.

Cette cause existe donc, puisqu'on peut la constater de
visu. Elle est encore prouvée par un petit point clinique.
Dans ces cas où l'adduction existe, il y a constamment
un point douloureux très marqué à la partie interne de
la cuisse. Si on y porte le doigt, de façon à presser un
peu fortement sur les insertions supérieures des adducteurs, on provoque une douleur très vive, plus caractérisée encore que celle qui est due à la tête du fémur. Je
sais bien que l'on trouve dans toute coxalgie un point
douloureux au niveau de l'attache du psoas, là où l'articulation est presque superficielle. M. Lannelongue
nous l'a fait remarquer bien des fois. Mais dans l'adduction, il y a toute une zone douloureuse et qui est indépendante de ce point commun correspondant au petit
trochanter.

Une seconde raison qui tient à la fois de la clinique
et de l'expérience peut être tirée de l'influence qu'exerce
l'anesthésie sur la déformation, ainsi que nous l'avons

mentionné dans l'observation précédente. Sur l'adduction, le chloroforme exerce une action absolue. Le
malade une fois endormi, il est toujours possible, au
moins dans les premiers temps ,de ramener le membre
dans une position normale et symétrique à celle de la
jambe saine. Nous avons vu qu'il était loin d'en être
ainsi dans la déformation opposée. L'abduction, quoique souvent moins étendue, ne cède pour ainsi dire pas
à l'anesthesie ; car la cause qui la produit, et que nous
savons être l'épanchement articulaire, n'est en rien modifiée par le sommeil. S'il en est autrement dans l'adduction, c'est que le chloroforme a une action sur l'a-
gent qui la produit. Ce ne peut donc être que l'action
musculaire, que la contraction.

Comparons aussi la marche de la déformation avec ce
qu'est cette dernière dans l'abduction. Nous avons vu
que dans ce dernier cas, malgré la facilité avec laquelle
elle pourrait se produire, elle reste toujours limitée, idée
compatible avec celle qui fait de l'épanchement la cause
productrice. Au contraire, l'adduction, relativement difficile à produire a une marche progressive, elle va toujours en s'exagérant à mesure que la maladie se développe,
et dans la plupart des cas elle finit par atteindre un degré de beaucoup supérieur à la déformation que donne
l'abduction. Tout le monde sait, en un mot, que le raccourcissement dépasse de beaucoup comme mensuration
la longueur trouvée dans l'allongement ; en raison donc
de cette marche constante, progressive, ne semble-t-il
point nécessaire que le fémur soit entraîné par une
force constante, longtemps arrêtée par des obstacles
mécaniques, tels que la forme de la cavité, mais contre

lesquels l'action durable de cette force lutte avec succès de façon à amener d'un côté l'usure des os, et comme conséquence la luxation. Nous reviendrons bientôt d'ailleurs sur ces résultats ultimes, rappelons seulement pour terminer que cette force constante ne peut être que la contraction musculaire.

Enfin son influence est mise hors de doute par l'anatomie pathologique. L'adduction est la position commune à presque toutes les vieilles coxalgies qui suppurent, surtout chez l'enfant. Or, arrivées à cette période, les articulations ont disparu. Tantôt la tête du fémur n'existe pour ainsi dire plus, tantôt c'est la cavité colyloïde qui est détruite. Quant au ligament articulaire, on n'en trouve plus de trace au milieu des bourgeons charnus et des fistules. Il ne reste donc au niveau de la hanche comme tissu actif qu'un ensemble de muscles capables de réagir sur le fémur, capables seuls dès lors de présider à la déformation. Et comme cette action est constante, qu'elle ne peut disparaître brusquement comme celle de l'épanchement, quand la capsule vient à s'ouvrir, il en résulte que noüs ne trouvons point ici ce changement à vue qui est souvent la règle quand l'abduction est primitive, le revirement dans le sens de la déformation. On ne voit jamais en effet, surtout dans les vieilles coxalgies, le racourcissement faire place, à un moment donné, à l'allongement.

Ainsi donc, il semble assez démontré par la suite de tous les raisonnements précédents que l'adduction reconnaît exclusivement pour cause la contracture prédominante des adducteurs. Voyons s'il est possible de faire

un pas de plus et de soupçonner le but de cette contraction.

Nous avons dit dans le chapitre précédent que toute
arthrite, et en particulier toute coxalgie s'accompagnait,
dès le début, de la contraction de tous les muscles pé-
riarticulaires capables d'immobiliser cette même articulation malade et douloureuse.

Or, remarquons d'abord que les muscles qui président à l'adduction de la cuisse chez l'homme ont une
force heaucoup plus puissante que les abducteurs. C'est
là un fait de physiologie des plus faciles à vérifier. Il
est donc naturel que, s'ils sont laissés à eux seuls, si une
force déférente n'entre pas en lutte avec cette tonicité
plus grande, l'adduction finale du membre ait une tendance à se produire.

D'un autre côté, n'oublions pas ce que nous avons dit
dans le chapitre précédent sur la contracture qui accompagne toute coxalgie et même toute arthrite. Nous avons
vu que, dans le but de prévenir la douleur souvent
très vive qui suivrait le moindre mouvement dans une
articulation enflammée, les muscles entraient immédiatement en contraction de façon à déterminer l'immobilisation. Il en est de même dans la forme qui nous occupe en ce moment. Il est aussi facile de constater qu'il
y a avec l'adduction, et dès le début même de la maladie, une contraction musculaire ayant pour but d'immobiliser la jointure, tout aussi marquée que dans la
coxalgie avec abduction.

Mais ici se présentent des circonstances nouvelles.
Nous avons démontré que les coxalgies qui plaçaient les
membres dans l'adduction étaient ou des arthrites ré-

centes mais sans épanchement, ou des arthrites anciennes avec destruction de la capsule; dès lors, la contraction musculaire manifeste aura pour effet forcé de presser la tête du fémur contre la cavité colyloide. Or, dans
l'un et l'autre cas l'une ou l'autre de ces surfaces sont
forcément malades. En effet, si la coxalgie est récente
et sans épanchement considérable, le seul tissu qui
puisse être atteint est le tissu osseux, si elle est ancienne
et que la capsule soit détruite, il est bien évident que
les surfaces osseuses sont loin d'être intactes. Or, par cela
même que l'épanchement n'existe plus, on ne peut
même pas invoquer, outre la douleur de la pression,
l'action du liquide sur le refoulement de la tête du fémur, comme le prétendent Parise et Boyer. Dans les coxalgies avec adduction, nous nous trouvons en présence de
surfaces osseuses malades, comprimées l'une contre
l'autre par la contracture des muscles péri articulaires.
Instinctivement et par suite de cette faculté de pouvoir
réflexe que nous retrouvons aussi bien dans le monde
absolument végétatif de la pathologie que dans la
sphère de la sensibilité et de la vie de locomotion, la
surface osseuse mobile cherchera à fuir cette pression,
et par suite la tête du fémur à se luxer. Voilà pourquoi
il y aura rupture de l'équilibre dans la contraction, voilà
pourquoi l'action des adducteurs l'emportera, pourquoi,
en un mot, il y aura adduction.

Remarquons en passant, et c'est un argument de
plus en faveur de notre hypothèse, que cette tendance
à fuir la pression douloureuse, quand les surfaces osseuses
deviennent malades, se retrouve pour les autres articulations. Nous avous fait remarquer, et nous n'y revien-

drons pas, qu'une synovite simple, quelqu'aiguë qu'elle soit, quelqu'énorme que soit l'épanchement, ne tendait pas à entrainer des déformations du membre d'origine musculaire. Ceci est très net, en particulier pour le genou. Considérons les rhumatismes articulaires aigus, aussi bien que l'hydarthrose de cette articulation. La jambe reste droite, tout auplus a-t-elle une tendance à se mettre dans une légère flexion, mais simplement pour obéir ainsi qu'on le sait à uneinfluence mécanique et passive qui ne dépend que de l'épanchement lui-même. A côté de ces cas nous en voyons d'autres où l'articulation est complètement déformée, où la jambe est fortement attirée en arrière, plus que demi-fléchie quelquefois, et cela, ainsi qu'on le constate facilement sous l'action des muscles de la région postérieure, dont les tendons se dessinent sous la peau comme des cordes fortement tendues, qu'il faut le plus souvent sectionner, si l'on veut réduire le membre et corriger la déformation. Or, si l'on veut se donner la peine de passer en revue un certain nombre de ces tumeurs blanches, on y constate toujours des lésions osseuses plus ou moins étendues. Presque toujours les deux condyles fémoraux ont atteint un volume considérable, defaçon à ne point permettre de doute sur le siège des lésions. Aussi voit-on surtout ces grandes déformations chez les enfants ou chez des adultes mais à une période avancée de la maladie, quand celle-ci non traitée par les appareils a envahi d'une manière évidente les extrémités osseuses qui entrent dans l'article. Le but de cette flexion exagérée est bien facile à saisir. Supposons en effet les deux condyles du fémur malades jusqu'à leur surface articulaire ; sous l'influence de cette contraction dont nous avons parlé, sous l'action aussi de la marche, il se fera sur les surfaces malades une pression à la fois constante et intermittente, qui sera d'autant plus forte que sa direction sera normale aux points malades, c'est-à-dire si le fémur et les tibias ont conservé leur direction verticales. Au contraire, à mesure que le tibia vient à se fléchir, la force tend à devenir comme direction tangente à la surface sur laquelle elle agissait tout à l'heure, c'est-à-dire que son effet va devenir de plus en plus nul. Voilà pourquoi aussi cette flexion n'est pas toujours uniformément exercée. Tantôt c'est le biceps qui est tendu, tantôt ce sont les muscles insérés du condyle interne, car alors ces différences trouvent leur cause dans le siège des lésions sur l'un ou l'autre condyle, qu'elles viennent aussi soulager de leur pression douloureuse.

Il ne serait peut-être pas impossible de trouver des résul tats semblables dans les autres articulations dont les déformations sont moins connues, et il ne serait peut-être pas contraire à la vérité de voir dans la contracture qui caractérise les tarsalgies des adolescents, l'effet de lésions osseuses qui appellent à leur aide certains muscles pour soulager la douleur en fléchissant la direction première des pressions.

Quoiqu'il en soit, pour les grandes articulations, dans les cas de lésions des surfaces osseuses, on trouve toujours une contracture de certains muscles, ayant pour but d'entraîner la luxation ou la sub-luxation de ces mêmes surfaces, à la condition toutefois que cette dernière soit possible et que l'articulation soit assez peu lâche pour que le résultat en soit réellement propice.

Enfin il y a une autre série de faits qui prouvent que la grande cause de ces diverses contractions est la douleur des surfaces articulaires, c'est la symptomatologie des arthropathies que l'on trouve dans l'ataxie locomotrice. Là, nous rencontrons des lésions osseuses, capsulaires de beaucoup les plus étendues. Contrairement à ce que l'on pourrait croire, il n'y a point du côté des muscles le moindre degré de contracture ; c'est que ces affections articulaires sont indolentes, aussi bien pendant le repos que sous l'influence des mouvements volontaires ou communiqués. Les surfaces osseuses à moitié détruites ou hypertrophiées se laissent ramener dans leurs cavités articulaires agrandies. Tout le monde sait en effet que le caractère clinique de ces diverses arthropathies est de permettre aux membres des luxations, des dislocations considérables qui les font ressembler à ceux d'un polichinelle. Nous voyons donc d'un côté des arthrites douloureuses, toujours accompagnées de contracture et d'immobilisation, de l'autre une classe d'affections semblables, mais n'entraînant aucune souffrance, dans lesquelles la contracture musculaire fait absolument défaut. C'est donc une grande présomption de plus à ajoûter aux raisonnements précédents pour faire de la douleur la cause de cette dernière.

Mais revenons à l'articulation qui nous occupe, à l'articulation coxo-fémorale. Nous devons trouver de ce côté un résultat de même ordre que ceux que nous venons de signaler pour le genou. Par cela même qu'il y a lésion des surfaces articulaires, par cela même aussi qu'il y a pression douloureuse de ces dernières, l'équi-

libre de la contracture va devoir aussi être rompu, et
la tête du fémur avoir une tendance vers la luxation. Pourquoi maintenant cette dernière va-t-elle se faire du côté
de la région postero-externe ; ou si l'on aime mieux,
pourquoi est-ce l'adduction qui va l'emporter ? Peut-être
pourrait-on invoquer ici cette prédominance de force
que nous avons trouvée du côté des muscles adducteurs. Peut-être aussi pourrait-on invoquer la plus
grande facilité relative avec laquelle la luxation ilio-
ischiatique vient à se produire. Si l'on compare, en effet, l'étendue de déformation, ou mieux l'exagération
dans le mouvement anormal nécessaire pour entraîner
la sortie de la tête du fémur de sa cavité, on voit que
c'est du côté de l'échancrure ilio-ischiatique que l'effort
devra être le moindre et l'effet le plus facilement ob-
tenu. C'est là sans doute la cause qui préside à l'abduction, et par suite à la fréquence de beaucoup la plus
grande de la luxation ilio-ischiatique, quand la lésion
et la maladie ont séparé les surfaces articulaires. « Lorsque la tête a abandonné la cavité articulaire, on la trouve
le plus souvent remontée dans la fosse iliaque externe,
et appuyée sur le sourcil cotyloïdien au niveau de son
échancrure postéro-supérieure qui est déformée, éro-
dée. Quelquefois elle est située dans la fosse ovalaire.
Mais ce dernier cas est excessivement rare. » (Labbé —
Coxalgie).

Nous pouvons maintenant nous faire une idée très
exacte de ce qui se passe dans cette forme de coxalgie
caractérisée par l'adduction. Ce sera le résumé de ce
chapitre.

Nous avons alors affaire à une coxalgie offrant des

lésions osseuses, soit primitives, soit secondaires. Sous l'influence de la contracture généralisée des muscles capables d'immobiliser la jointure, une pression douloureuse de direction normale aux surfaces malades s'exerce sur ces dernières. Aussitôt va se produire une série de mouvements ayant pour but d'en détruire les effets. Une indication clinique semble résulter de ce fait. C'est de tâcher de faire disparaître cette contracture, tout en immobilisant la jointure. Nous avons pour cela un moyen efficace et dont les effets avantageux sont connus : c'est l'extension continue. Celle-ci moins indiquée dans l'abduction, puisqu'elle ne peut rien contre l'épanchement, le semble davantage dans l'adduction. En venant à bout de la tension réflexe des muscles, elle prévient d'un côté cette pression des surfaces malades qui va tendre de plus en plus à exagérer la déformation. Elle est donc à la fois salutaire au point de vue de la lésion elle-même, et préventive d'une exagération dans l'adduction.

Mais supposons que la maladie soit laissée à elle seule alors cette dernière va se dessiner de façon à dévier la direction de la force. La tête du fémur va se porter en haut et en arrière. Là elle va se trouver longtemps buttée contre le rebord de la cavité cotyloïde. Voilà pourquoi c'est au niveau de l'échancrure postero-externe que les lésions osseuses du côté de la cavité cotyloïde sont les plus accentuées. Dans un grand nombre de cas la tête du fémur n'ira pas au-delà. Quelquefois l'adduction s'exagérera encore et parviendra à faire sortir la tête du fémur de sa cavité, qu'elle y soit ou non aidée par l'usure du rebord de cette dernière. Une

fois ce but atteint la case de l'adduction cesse d'agir.
aussi la déformation vient-elle à s'arrêter. Le fémur
reste dans une adduction très grande, mais de cause
mécanique cette fois et dans tous les cas l'adduction
ne s'exagère plus sous l'influence musculaire.

Telle est l'explication la plus logique et en même
temps la plus conforme aux faits de l'adduction considérée au point de vue de sa marche comme de ses
causes. Ce serait peut-être le moment ici de passer en
revue les hypothèses nombreuses indépendantes des
lésions articulaires que l'on a voulu lui donner en particulier depuis Bonnet. Nous ne le ferons pas par la
raison toute simple qu'elles n'ont jamais convaincu
personne et surtout parce qu'elles ne résistent pas devant l'observation. Mentionnons seulement la valeur
attribuée par Bonnet à la position du malade dans le
lit. Or, nous avons cité plus haut une observation dans
laquelle le malade reposait sur le côté sain et chez lequel le membre atteint se trouvait dans l'adduction la
plus prononcée. Des cas analogues se rencontrent tous
les jours, ils détruisent absolument l'explication et
l'hypothèse du chirurgien de l'école de Lyon.

CHAPITRE III.

RAPPORT ENTRE LES DÉFORMATIONS ET LA FORME ANATO-
MIQUE DE LA COXALGIE.

Pour terminer cette dernière partie de notre travail, il nous reste à tirer des raisonnements précédents quelques applications cliniques et à voir s'il est possible de faire correspondre chacune des déviations précédentes à une forme différente de la maladie.

Pendant longtemps cette distinction n'a pas même été soupçonnée. Depuis Petit et Boyer, on considérait l'abduction et l'adduction comme deux phases d'une même affection se succédant l'une et l'autre sans que l'on s'inquiétât si au début la maladie avait eu son siège dans un tissu ou dans un autre.

MM. Martin et Collineau les premiers, essayèrent de diviser la coxalgie en deux grandes formes. La première, qui entraînait comme déviation l'abduction, reconnaissant pour cause une arthrite, une synovite ; c'était pour eux la coxalgie capsulaire. Elle évoluait ainsi jusqu'au jour où la surface osseuse venant à être prise, ramenait cette tumeur blanche à être identique avec la seconde forme. Celle-ci caractérisée au point de vue symptomatique par l'adduction correspondait à une ostéite des surfaces osseuses articulaires, comme lésion initiale, si l'adduction était primitive ; comme lésion secondaire si elle succédait à l'abduction.

Cette hypothèse a été, on peut le dire, à moitié admise

par les auteurs, plutôt comme un fait possible que réellement démontré. Aucun n'a essayé de la contrôler par des raisonnements ou des faits et tous la mentionnent en en laissant la responsabilité à ceux qui l'ont émise les premiers.

En lui appliquant nos déductions précédentes et les faits qui nous les ont permises, il est facile je crois de laisser à cette opinion ce qu'elle a de vrai et à lui enlever ce qu'elle a d'exagéré. Répondant en effet au plus grand nombre des cas, elle est démontrée fausse d'une façon nette par quelques-uns qui vont nous permettre de la modifier légèrement.

Reportons-nous en effet à l'observation que nous avons empruntée à M. Marjolin. Nous nous trouvons en présence de la coxalgie osseuse la plus nette et la plus aiguë puisque dans l'espace de quelques jours la tête du fémur se trouve absolument détachée et cependant, avant l'incision le membre malade se trouvait dans l'abduction la plus prononcée. Il n'est donc pas juste de prétendre que toutes les ostéites de la tête du fémur entraînant la coxalgie, doivent placer les membres dans l'adduction.

Mais si nous voulons comparer les deux grandes causes que nous avons invoquées pour les déviations, nous pourrons en tirer une loi nouvelle très peu différente de la première et qui sera absolument conforme à la réalité, à l'observation.

Nous avons démontré que l'abduction reconnaissait pour force l'action de l'épanchement, et que l'adduction était entrainée par une autre, la contracture musculaire, l'action des adducteurs. Dès lors trois cas peuvent se présenter. Dans les deux premiers, chacune des forces agit isolément. Dans le dernier, ces deux puissances se font sentir sur les membres, et la déformation finale sera produite par la résultante de ces mêmes forces opposées. Nous avons donc à faire dans un grand nombre d'observations à des coxalgies exclusivement capsulaires; et dans lesquelles le sens de la déformation ne peut être douteux. Le membre malade se placera au début du moins dans l'abduction. Telles sont ce qu'on a appelé les coxalgies rhumatismales, les entorses de la hanche, l'hydarthrose, et surtout les véritables coxalgies capsulaires, les synovites coxo-fémorales non encore compliquées de lésions osseuses. Mentionnons en passant que ces dernières étant beaucoup plus fréquentes à leur début que les ostéites chez l'adulte, nous trouvons la raison pour laquelle chez ce dernier les coxalgies à marche lente qui dès l'origine se placent dans l'adduction sont excessivement rares, tandis qu'il n'en est plus ainsi chez l'enfant.

A côté de ces coxalgies purement capsulaires, il en est d'autres dans lesquelles, la lésion initiale a été simplement osseuse, respectant la synoviale et les parties molles de l'articulation. Il semble qu'à l'origine l'inflammation a été profonde, siégeant dans le tissu osseux du fémur ou de la cavité cotyloïde, et que le cartilage a pendant quelque temps servi de barrières au développement du côté de la synoviale. Dès lors il ne pouvait y avoir d'épanchement notable, capable d'agir sur le sens de la déformation. Seule la douleur que la pression communiquait à la lésion osseuse était capable d'entrainer l'adduction, ainsi que nous l'avons démontré. Telle est notre seconde forme la seule qui mérite réellement d'être dite coxalgie osseuse pure, et qui devra donc toujours se trouver caractérisée par l'adduction. Rare chez l'adulte, nous la trouverons de préférence chez l'enfant. Il suffit en effet d'en rechercher des exemples dans les hôpitaux d'enfants. Nous pourrions en citer ici plus de cent observations.

Rapprochons de ces faits les suivants qui, bien que différents comme point de départ, ont quelque analogie avec les ostéïtes de la tête du fémur, surtout en ce qui concerne les causes de la déformation. Je veux parler des dégénérescences secondaires que l'on trouve du côté des os, dans les cancers, et au sujet desquelles je citerai seulement l'observation suivante que j'ai constatée l'an dernier dans le service de M. Trélat. Il s'agit d'une vieille femme atteinte depuis dix-huit mois d'un cancer du sein. Elle entre dans le service dans un état qui ne permettait plus l'opération. Trois mois auparavant elle avait été prise de douleurs dans l'articulation de la hanche gauche. En même temps la cuisse s'était de plus en plus placée dans l'adduction et la rotation. A son entrée dans le service on constatait déjà une hypertrophie considérable du grand trochanter et des déformations de toutes les surfaces articulaires. L'adduction était tellement prononcée que la tête du fémur avait sûrement quitté la cavité, si elle existait encore. Bien que je n'aie point fait l'autopsie, la malade étant morte après mon départ, la lésion était tellement évidente qu'il n'y a point à douter qu'il ne s'agit ici d'une généralisation de la diathèse et d'un noyau de cancer initial dans l'une des surfaces articulaires. Nous sommes donc placés, bien que par une autre cause dans des conditions identiques à celles que nous invoquions tout à l'heure pour expliquer l'adduction dans l'ostéite sans arthrite notable. Nous voyons que là aussi nous rencontrons la déformation que veut notre théorie. C'est une nouvelle vérification.

Nous arrivons au cas plus complexe et certainement plus fréquent, où l'arthrite vient se joindre à l'ostéite. Le bon sens nous indique déjà ce qui va se passer ; de deux forces actives, la résultante suivra le sens de la plus forte. Passons en revue les faits que nous pouvons rencontrer. Il peut se faire que l'arthrite et l'osteïte soient concomitantes dès le début. Tel était le cas de M. Marjolin. Nous avons vu que c'était l'épanchement qui l'avait emporté. Dans d'autres il semble que ce doit être la contracture. De très bonne heure en effet, la plupart de ces coxalgies osseuses doivent s'accompagner d'arthrites longtemps avant la destruction de la capsule.

Il semble donc que pour les cas qui nous occupent, l'articulation étant encore conservée, l'épanchement l'emportera si l'athrite est très aiguë ; au contraire, ce sera l'action musculaire si elle est chronique, subaiguë, et par suite accompagnée de peu de fluxion synoviale.

Supposons maintenant que nous voyions une ostéite secondaire apparaître, ainsi que c'est la règle dans le courant d'une synovite coxo-fémorale. Si la capsule est intacte, il est probable que l'abduction persistera. Il n'est cependant pas impossible que l'adduction réflexe ne puisse pas l'emporter. Cependant je dois dire que je n'ai point trouvé de coxalgies primitivement dans l'abduction et tombées ensuite dans l'adduction où l'on ait rencontré la cavité articulaire maintenue sans perforation de la membrane synoviale ou des os.

Mais, dans la plupart des cas, à un moment donné l'articulation se perfore et la tension du liquide disparaît. Dès lors, notre première force n'existe plus, et le membre exclusivement soumis à la contraction, se placera dans l'adduction. Cependant nous avons vu qu'il n'était point très rare de rencontrer certaines coxalgies avec fistules dans l'abduction. Mais nous savons que nous avons alors affaire à des maladies déjà anciennes, dans lesquelles l'adduction a été suivie de rétraction. D'un autre côté, il semble que chez les dernières les surfaces osseuses soient restées relativement moins malades que les tissus mous, si l'on s'en rapporte à l'observation clinique et aux autopsies. Il faudra donc, dans certains cas, tenir compte d'une troisème force d'inertie en quelque sorte, la rétraction des tissus sous l'influence d'une longue déviation ou d'une contraction prolongée. C'est une des raisons, sans doute, qui fait que jamais une coxalgie primitivement en adduction ne passe dans la déviation inverse. Cependant il doit arriver des cas où une ostéite du fémur entraîne rapidement une synovite et un épanchement marqué dans le courant de cette coxalgie osseuse. Mais les muscles se sont raccourcis pour céder à la force nouvelle; d'un autre côté, les états forcément graves doivent entraîner très vite la disparition de la capsule et l'ouverture de l'articulation.

On voit donc que l'opinion qui divise les coxalgies en deux grandes classes et attribue à chacun de celles-ci une déformation particulière est vraie à beaucoup de points de vue, et exagérée dans certains autres. Il est facile de la remplacer par une loi plus générale, plus vraie, par laquelle nous terminerons ce travail.

1° Toute coxalgie dans laquelle la capsule est intacte se placera dans l'abduction, si au début il y a un épanchement articulaire notable, et, au contraire, dans l'adduction, si ce dernier fait défaut ou est peu abondant.

2° Toute coxalgie ayant entraîné l'ouverture de l'articulation mettra les membres dans l'adduction, à moins qu'il n'y ait rétraction du côté des abducteurs.

Ces lois qui répondent à toutes les objections, sont en outre confirmées par la clinique et l'observation.

Paris. — Typ. A. PARENT, rue Monsieur-le-Prince, 29-31.

9 782014 078879